속도 기반 트레이닝
Velocity Based Training

성과를 극대화하기 위해
데이터 및 기술을
과학적으로 적용하는 방법

눈지오 시뇨레 지음
대표 역자 백형진

대성의학사

Contents

역자 서문

운동의 중요성은 누구나 인지하고 있지만 바쁜 현대 사회와 환경 때문에 운동에 투자할 수 있는 시간과 노력은 한계성이 점점 커지고 있는 상황에서 좀 더 부상을 예방하고 운동 수행 능력을 향상시키기 위한 효과적인 트레이닝 방법이 필요하다.

이번『속도 기반 트레이닝』은 기존 번역서인 운동수행력 향상과 부상 예방을 위한『프리햅 운동』과『근육 성장의 과학 및 실용적 접근』(제2판)에 이어서 트레이닝 방법론적인 관점에서 운동을 하는 많은 사람들과 피트니스 지도자들을 위한 유용한 지침서가 될 것이다.

이 책에서 다루는 측정 평가를 위한 웨어러블 디바이스의 발전과 이를 활용한 데이터를 활용한 '속도 기반 트레이닝 방법'은 운동수행력 향상을 위해서 훈련의 피로의 영향을 고려하여 이를 반영할 수 있도록 해주어 더 안전하고 효과적이며, 기존 트레이닝 방법의 한계점을 보완할 수 있다. 또한 기존의 복잡하고, 어려운 추상적인 내용이 아닌 과학적으로 세분화된 원리와 운동 프로그램 예시를 기반으로 현장에서 적용하기에 실용적인 내용들을 담고 있다. 그리고 속도 기반 트레이닝(VBT)을 적용하기 위해 선수 각 개인의 준비 상태를 어떻게 평가해야 하고, 최적의 결과를 얻기 위해 훈련 프로그램을 설정하는 방법들을 제시하였다.

이 책의 다양하고 실용적인 내용들을 가지고 트레이닝에 관심을 갖고 있는 일반인부터 현장 전문가들이 이 책의 내용을 적용하며 각자가 원하는 목표를 효과적으로 달성할 수 있기를 진심으로 바란다. 또한 앞으로 출간할『NSCA 스포츠 영양학NSCA's Guide to Sport and Exercise Nutrition』,『고급 스포츠 영양학Advanced Sports Nutrition』과 함께 운동, 영양, 휴식 3가지 영역의 균형 있는 발전을 이루는 데 이 책이 큰 도움이 되기를 바란다.

대표 역자 백형진

머리말

눈지오 시뇨레Nunzio Signore는 스트렝스 및 컨디셔닝 분야에서 가장 열정적이고, 지적이며 호기심이 매우 많은 코치 중 한 명이다. 그는 이 책에서 증명하듯이 VBTVelocity-Based Training와 관련된 모든 분야에서 선구자이자 '가장 인정받는 사람들' 중 한 명이 되고 있다. 그의 노력은 우리가 프로 야구 선수들을 훈련시키는 플로리다의 야구장에서 우리에게 영감을 주었다. 우리는 1년 조금 넘는 기간 VBT를 적용해 왔으며 그 결과는 매우 놀라웠다. 우리의 프로그램에 VBT를 도입함으로써 선수들에게 객관적이고 측정 가능한 피드백과 신선한 동기를 부여함과 동시에 훈련의 특수성을 강화했다.

훈련 시간에서 최고의 효과를 얻는 것과 관련하여 '특이성'의 규칙이 적용된다. 대부분의 코치와 강사들은 훈련 효과를 극대화하기 위해서 선택한 활동들이 결과에 미치는 효과가 가능한 한 구체적이어야 한다는 것에 동의할 것이다. 근력 훈련의 과정들을 통틀어 많은 코치들과 비전문가(나 자신을 포함한)들은 의도는 좋았지만 불안전한 정보로 인해서 특수성의 개념을 잘못 해석하고, 결과적으로 운동에 잘못 적용하며 남용하였다. 그 과정에서, 우리가 특정한 결과를 추구하면서, 고강도 근력 훈련에서 부하를 피하는 과정으로 변해 '기능 훈련'으로 알려지게 되었다. 원래의 생각은 타당했을지 모르지만, 그것을 적용하는 과정에서 결과를 악화시켰다.

눈지오 시뇨레는 전통적인 느리고 무거운 중량 운동의 견고한 기초가 모든 운동선수들에게 필수적이지만 특수성의 시간적 차원을 다루지 않는다는 것을 이해했다. 상당한 시간 제약을 가지고 있는 고강도의 스포츠 기술을 위해서는 전통적인 운동 방법은 경쟁 스포츠에서 요구하는 스피드한 힘을 필요로 하는 운동선수들을 훈련시키기에 충분하지 않을 수 있다. VBT는 우리가 신체나 물체를 움직이는 속도에 대한 외적 피드백을 제공함으로써, 힘 측면뿐만 아니라 '속도' 측면에서도 주의를 기울여 딜레마를 해결하는 데 도움이 된다.

VBT는 근막 차원에서도 고려해야 한다. 근막은 늘어진 밧줄처럼 매달려 있고 힘을 발휘하거나 신체의 조절 및 제어, 보호하는 역할을 한다. 근막이 제 기능을 하려면 유착 문제를 해결해야만 한다. 그래야만 조직(인대, 뼈, 근막 및 관절) 및 근육의 힘을 생성할 수 있으며, 움직임을 조절할 수 있게 된다. 고강도 운동에서 근육의 경직을 제거하는 가장 좋은 방법은 관절이나 사지 주변의 모든 근육을 등척성으로 동시 수축을 시키는 것이다. 운동사슬 전체에 걸쳐 동시 수축이 적절하게 이루어지고 시너지 효과를 낼 때, 부하는 줄어들고, 힘은 증폭되어 결합 조직들을 안정적으로 감싸 보호하게 된다. 움직임 또한 부드럽고 쉬워지며, 운동선수는 에너지를 절약하고 부상 위험을 최소화하면서 운동 관련 목표를 달성할 수 있다.

VBT의 혁신 이전에는 코치들은 단지 시간의 문제를 추정하고, 동시 수축을 시각적으로만 관찰할 수 있었다. 눈지오가 이 책에서 훌륭하게 설명하는 것처럼 VBT는 시간 문제에 대한 객관적이고 측정 가능한 근거를 제공하고 궁극적으로 신체가 협응할 수 있도록 훈련시킨다.

이 글에서 눈지오는 VBT와 관련된 모든 것을 살펴보고 VBT의 이론과 역사를 먼저 이야기한다. 이어서 단계별로 철저한 VBT 과정을 위한 프로그램을 독자들에게 제공한다. 전체 연간 계획에서 운동선수를 훈련하는 완전히 새롭고, 믿을 수 없을 정도로 새로운 것에 마음을 열 준비를 하도록 한다. 이 책은 분명히 전 세계 스트렝스 코치들에게 필수품이 될 것이다. 또한 고강도 훈련을 하는 모든 사람들에게 게임 체인저가 될 것이다.

눈지오 님, 잘했어요. 축하합니다.

랜디 설리반Randy Sullivan, MPT, CSCS
CEO, Florida Baseball Ranch®

감사의 말

이 프로젝트에 나를 참여시켜 준 마이크 메지아와 로라 풀리암에게 특히 감사하다.

이 책은 속도와 힘을 주제로 한 훌륭한 연구가 없었다면 불가능했을 것이다. 여기에 언급하기엔 너무 많은 분들이다. 하지만 그들은 모두 참고 문헌에 나와 있다. 그들의 연구가 이 책을 만드는 데 중요한 역할을 했다.

하지만 나는 특히 브라이언만 박사, 유리 베르코샨스키, 튜더 봄파, NSCA에 감사 인사를 드리고 싶다. 당신들의 연구와 기초가 없었다면 나는 이 책을 만들 수 없었을 것이다.

이 책의 도입 부분을 읽고 조언해 준 내 친구이자 비즈니스 파트너인 바흐람 시라지와 제이슨 슈워츠에게 특별히 감사하다. 마지막으로, 수년간 VBT 자료를 찾는 데 있어서 핵심 역할을 했던 RPPRockland Peak Performance의 모든 직원분들에게 감사드린다. 여기에는 매일 RPP에 들어와 성공을 위해 나를 믿고 따라준 모든 선수들이 포함된다. 이 글의 시각적인 자료를 제공해 준 선수 단테 토블러, 낸시 뉴엘, 조쉬 로션 그리고 마이아 시그노어와 같은 운동선수 모델들과 촬영을 해 준 LT 비주얼 미디어의 조라토나에게 감사하다.

서문

속도 기반 트레이닝: 과거, 현재 그리고 미래

속도 기반 트레이닝(VBT)의 개념은 전혀 새로운 것이 아니다. 사실 사람이 얼마나 빠르게 움직이는지에 관한 관심은 100여 년 전으로 거슬러 올라갈 수 있다. 최근에 카르멜로 보스코Carmelo Bosco와 소련의 베르코샨스키Y.V. Verkhoshansky(『스포츠 특수 강도 훈련의 기초』)와 로만R.A. Roman(『역도성 훈련』) 같은 선구자들의 연구들을 기반으로 훈련 프로그램에 시각적, 혹은 실제적인 숫자와 개념을 적용하기 시작했다.

1990년대에 루이 시몬스Louie Simmons의 텐도Tendo unit(속도 기반 트레이닝 장비 VBT)는 미국 육상 훈련팀의 관심을 받았다. VBT는 바벨 또는 플레이트를 운동선수에 연결하여 초당 미터 단위로 속도를 측정하는 장비이다. 이러한 장비에 적절한 질량이 입력되면 속도 측정뿐만 아니라 결과값도 제공된다. 이 과정 동안 브라이언 맨Bryan Mann 박사의 뛰어난 업적은 선수들의 훈련에서 속도 기반 트레이닝을 적용한 것이다. 뿐만 아니라 이 주제에 대해서 수많은 세미나를 열고 다방면의 연구를 통해서 폭발적인 운동수행력을 위한 운동선수 프로그램 개발하였고, VBT에 대한 관심과 지식을 높이는 데 기여하였다. 브라이어 맨은 책과 칼럼을 통해서 계속해서 모든 스포츠 선수들이 VBT를 적용할 수 있도록 도왔다. 그는 오늘날까지 VBT를 스포츠에 직접 적용하고 연구하는 최고의 권위자 중 한 명이다.

나는 항상 스트렝스와 컨디셔닝의 한계를 뛰어넘는 것을 옹호해 왔지만, 15년 전 다른 사람들과 마찬가지로 나는 운동선수의 프로그램 설계 시 특정 단계에 부하를 주기 위해서 1RM의 비율에만 의존했었다. 몇 년 전 이 주제에 관한 맨 박사의 책을 읽은 후 운동선수들과 함께 내 시설에서 VBT 적용을 실험한 뒤 상황이 크게 바뀌었다. 나는 파워에서 더 빠른 결과를 얻게 돼서 기뻤다. 아마도 보다 정확하게 특정 유형의 힘을 목표로 삼을 수 있었기 때문일 것이다. 나는 훈련 연령, 웨이트장, 좋은 자세를 보여줄 수 있는 능력에 따라서 젊은 선수들 중 VBT를 적용할 자격이 있는 선수를 직접 선택한다. 이것은 결국 그들이 VBT를 효율적으로 사용하는 것에 대한 나의 신뢰를 높여 준다.

나는 많은 고등학교, 대학 및 프로 선수들을 훈련시켰는데, 내 센터의 주요 고객들은 야구 선수들이었다. 야구는 복잡하고 빠르게 이루어지는 매우 폭발적인 스포츠이기 때문에, 나는 VBT 적용으로 스포츠 전이 효과가 놀랍다는 것을 알게 되었다. 회전 속도와 구속이 기하급수적으로 증가했으며 30야드와 40야드의 달리기 모두에서 기록 향상이 뚜렷하게 나타났다. 간단히 말해서 VBT 적용을 통해서 최적화되었다. 나는 이렇게 말하고 싶다. 선수들과 함께 VBT를 적용하기 시작한 이후, 나는 근력과 속도, 그리고 궁극적으로 파워가 훨씬 더 큰 수준과 빈도로 증가하였다는 것을 발견했다. 여러분들도 이러한 정보를 소중하게 생각하고 나처럼 선수들과 함께 VBT를 사용함으로써 효과를 얻을 수 있기를 바란다.

눈지오 시뇨레Nunzio Signore

PART

I

속도 기반 트레이닝이란 무엇인가?

CHAPTER

1

속도 기반 트레이닝의 원리 파악하기

이 장에서는 속도 기반 트레이닝의 기본 개념과 속도 기반 트레이닝이 당신의 운동선수들에게 구체적인 적용 방법과 트레이닝 영역을 구별하는 데 좋은 방법인 이유를 소개한다. 또한 운동선수를 위한 스포츠의 연간 시즌별 속도 기반 트레이닝을 더 잘 적용하여 이를 근거한 프로그램을 만들기 위해서 운동선수의 유형을 평가하는 방법과 이에 대한 설명들을 포함한다.

속도 기반 트레이닝이란 무엇인가?

속도 기반 트레이닝(VBT)은 바 또는 신체 속도의 관찰을 통해 변위와 시간을 계산함으로써 주어진 움직임의 강도를 평가하는 방법이다. 수년 동안, 코치들이 사용한 표준적인 방법은 1회 반복 최대 중량(1RM)의 비율을 기준으로 해당 부하의 무게를 결정하는 것이었다. 반면에, VBT는 들어올린 부하 또는 움직임의 속도를 기반으로 한다.

오늘날 기술의 발전으로 바 또는 운동선수가 움직이는 속도뿐만 아니라 반복 횟수에서 반복 횟수로 또는 세트에서 세트로의 속도 손실의 비율에 더 정확하게 초점을 맞출 수 있다. 현장에서는 최근 몇 년 동안 VBT의 개념을 소개하고 적용을 추진해 왔으며, 이러한 새로운 기술에 대한 더 많은 정보의 필요성을 야기했다. 그것이 이 책을 쓴 목적이다. 당신이 훌륭한 코치가 되기 위해서 VBT 기술을 꼭 사용할 필요는 없지만, 더 좋은 도구들의 세트를 사용하는 것은 훌륭한 트레이너에게 항상 도움이 될 것이다. VBT 개념 또는 도구를 단지 어떤 이익을 얻기 위해 사용하지 말고, 당신이 속한 환경의 고유한 문제들을 해결하기 위해 사용하라.

스페인에서의 연구는 VBT의 이점들에 대한 몇 가지 주요한 결과를 밝혀냈다(Gonzalez-Badillo and Sanchez-Medina, 2010).

- 리프팅이나 움직임의 단축성 구간 동안 최대 속도로 훈련한 사람들은 최대 속도로 훈련하지 않은 사람들보다 더 큰 근력과 파워를 얻었다.
- 속도는 벤치 프레스와 스쿼트와 같은 기존의 근력운동 세트에서 상당히 선형적으로 감소한다.
- 속도는 1RM의 비율과 밀접한 관련이 있다.

속도 기반 트레이닝은 바 또는 신체 속도의 관찰을 통해 변위와 시간을 계산함으로써 주어진 움직임의 강도를 평가하는 방법이다.

최근에는 코치들과 실무자들이 VBT를 사용하여 1RM과 무관한 최적의 부하를 결정하고, 선수의 시즌에 맞춰 더 나은 근력과 파워를 만들기 위해서 부하와 강도를 조절하여 최적화된 속도와 스피드의 움직임을 만들고 있다(그림 1.1 참고). 또한 VBT는 중추신경계의 현재 스트레스나 피로를 매일 또는 매주 정확하게 관찰하는 데 사용되는 강력한 수단이다.

대부분의 스포츠는 빠르고 충분한 힘을 생성하는 데 약 0.150~0.220ms의 시간을 요구한다. 미식축구, 야구 또는 육상 경기와 같은 더 많은 파워 기반 스포츠에서, 이 시간은 훨씬 더 빠르다. 절대적인 근력, 더 구체적으로 말하면 최대 근력은 여전히 다른 모든 유형의 파워 또는 속도의 기초가 될 것이지만, 핵심은 어떤 선수가 더 큰 파워를 필요로 하는지, 또는 빠른 속도로 운동함으로써 누가 더 이득을 얻는지, 그리고 선수의 해당 스포츠에 가장 특화된 훈련 적응이나 속도를 생성해 내는 데 필요한 특정 부하를 파악하는 것이다.

더 빠른 속도의 근력 운동을 수행해야 하는 코치들이 VBT 기술을 자주 사용하지만, VBT 자체는 더 빠른 속도에서만 동적 힘을 발현시키는 것에 국한되지 않는다. VBT는 주어진 운동의 강도를 평가하는 객관적인 방법이다. 그렇다면 VBT는 정확히 어떻게 하는 것일까? 속도 출력은 일반적으로 선형 위치 변환기로 알려진 기술 또는 장치에 의해 측정되며, 바에 부착하거나, 최근에는 푸시 밴드와 같은 착용 가능한 가속도계를 팔(그림 1.2 참고), 발목, 또는 허리(질량 중심)에 착용할 수 있다. 이러한 장치들은 선수의 1RM과 더 정확하게 연관시켜, 운동의 속도를 관찰하는 데 도움이 된다. 웨이트 트레이닝 중 선수의 신체 속도가 단순히 바 속도를 보는 것보다 훨씬 더 중요하지만, 여기서 중요한 점은 코치들이 훈련에서 바 속도를 사용하는 것이 스포츠 속도와 반복 능력을 향상시키는 데 어떻게 도움이 될 수 있을지 살펴봐야 한다는 것이다.

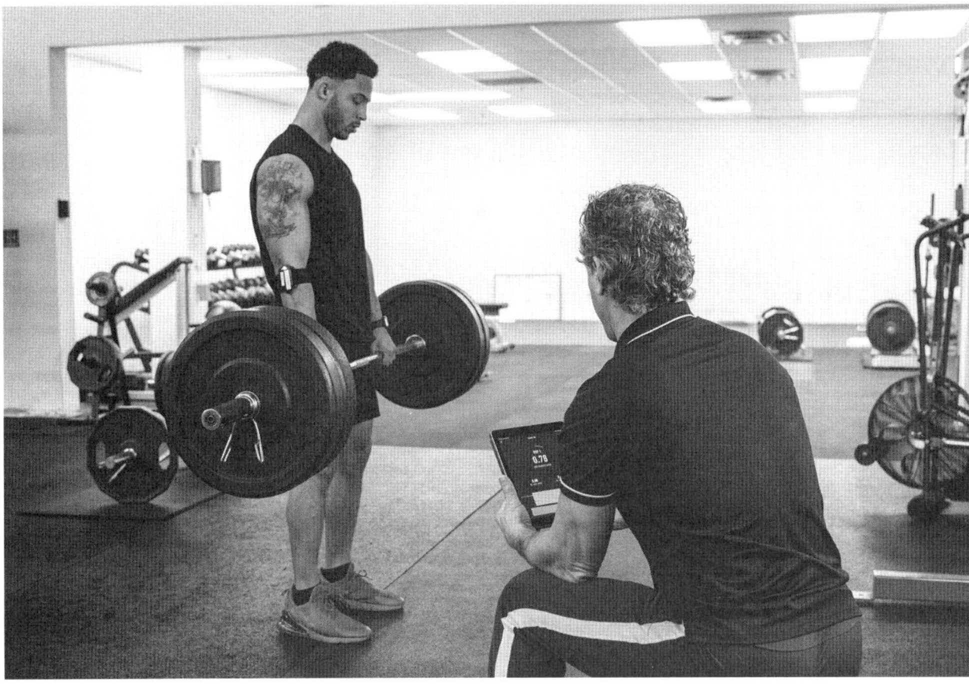

그림 1.1 최근에 코치들은 VBT를 사용하여 최적의 훈련 부하를 결정하고 있다.

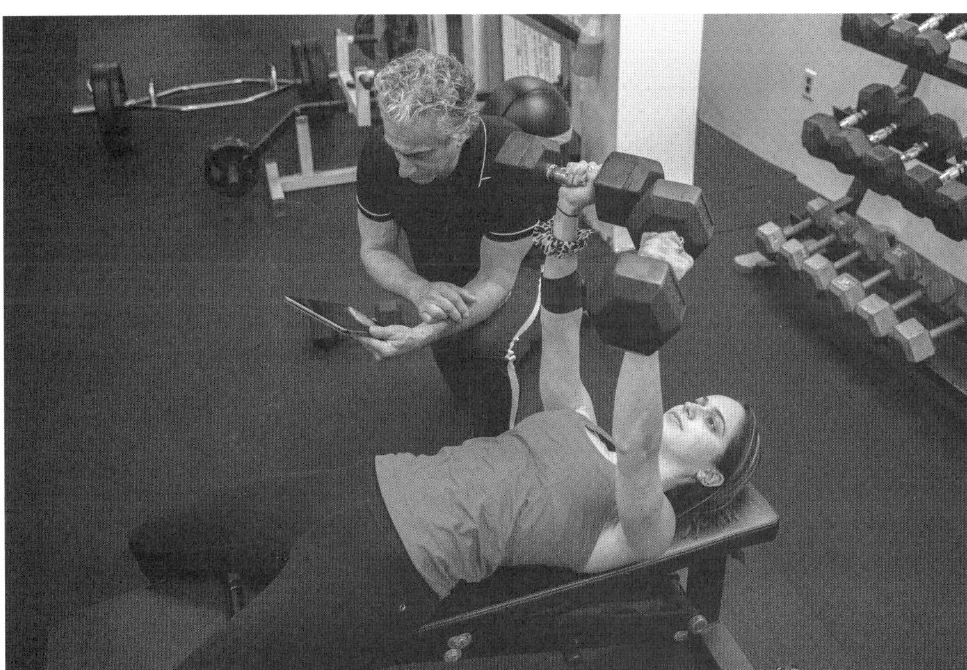

그림 1.2 VBT는 더 빠른 속도에서만 동적 힘을 발현시키는 것에 국한되지 않는다. 코치들과 선수들은 그들의 훈련에서 VBT로 더 느린 속도를 사용하는 것이 절대적인 근력의 수준을 향상시키는 데 어떻게 도움이 될 수 있는지 살펴봐야 한다.

그림 1.3은 지난 몇 년 동안 나의 센터에서 훈련한 수백 명의 운동선수를 기반으로 개발한 VBT 훈련 차트이다. 브라이어 맨Bryan Mann 박사의 책 『Developing Explosive Athletes』(2016)의 차트에서 영감을 받아, 상체 및 하체 운동의 다양한 범위를 고려하여 수정하였다. 곧 배우게 되겠지만, 그림 1.3의 VBT 범위는 대부분의 운동선수들에게 적용할 수 있으나, 운동선수들의 다양한 유전적 및 훈련 경험의 차이로 인해 이 범위가 항상 직접적인 상관관계를 갖는 것은 아니다.

그림 1.3의 데이터는 코치와 선수들에게 리프트 또는 움직임의 속도와 강도에 관한 매우 유용한 외부 정보를 제공한다. 또한 이 데이터는 리프터들에게 훈련 세션의 목표에 부하가 얼마나 적합한지에 대한 즉각적인 피드백을 제공하여, 리프터들이 그에 따라 부하 또는 운동량을 조정할 수 있도록 한다. 이는 근력이 훈련의 초점일 때 리프터들이 부하 강도에 대한 더 나은 결정을 하는 데 도움이 될 수 있으며, 또는 시즌이 가까워지고 파워가 주요 훈련 목적이 될 때 힘과 속도 사이의 균형을 향상시키기 위해 사용할 적절한 부하를 결정하는 데에도 도움이 될 수 있다. 더 중요한 것은, 비율 기준의 1RM은 수년 동안 표준이 되어 왔지만, 스트레스와 피로(예: 수면 부족, 개인 문제, 경기의 잔여 효과, 전날 훈련 세션 등)로 인한 강도나 힘의 일일 변동성을 고려하지 않기 때문에 문제가 있다는 것이다. 이러한 결정은 스포츠의 요구사항, 선수의 포지션 또는 연중 시간에 따라 달성하고자 하는 특정 훈련 적응을 가져오는 데 도움이 되기 위해서 필수적이다.

강성 ← 파워 → 탄성

100% 90% 80% 70% 60% 50% 40% 30% 20% 10% 0%

	절대 스트렝스	가속 스트렝스	스트렝스-스피드 (힘)	스피드-스트렝스 (속도)	시작 스트렝스
	80~100% 1RM	60~80% 1RM	40~60% 1RM	20~40% 1RM	체중-20% 1RM
하체 속도 범위	.50m/s 미만	.50~.75m/s	.75~1.0m/s	1.0~1.3m/s	1.3m/s 초과
상체 속도 범위	.40m/s 미만	.40~.60m/s	.60~.85m/s	.85~1.1m/s	1.1m/s 초과

그림 1.3 특정 근력 구간 범위 및 1RM 비율과의 연관성

Reprinted by permission from J.B. Mann, *Developing Explosive Athletes: Use of Velocity-Based Training in Athletes*, 3rd ed. (Muskegon, MI: Ultimate Athlete Concepts, 2016).

VBT의 목적은 무엇인가?

이 부분에서는 1RM을 정의하고 다양한 유형의 힘과의 관계에 대해서도 논의한다. 또한 스트레스와 스포츠로 인한 잔여 피로와 같은 이 표준 방법의 몇 가지 단점과 이러한 매개변수를 고려할 때 VBT가 어떻게 훨씬 더 나은 선택이 될 수 있는지 살펴본다.

1RM: 부하-속도 관계

1RM은 한 사람이 1회 반복해서 들 수 있는 최대 중량이다. 이는 또한 1RM의 비율과 같이 원하는 운동부하를 결정하기 위한 상한선으로 사용될 수 있다. 오랜 기간 사용해 온 이 비율 기준 접근 방식은 새로운 트레이닝 프로그램을 시작할 때 사용할 적절한 부하 비율을 결정하는 데 도움을 주어 트레이닝 강도를 판단하는 데 사용되어 왔다. 근지구력과 근비대를 훈련하기 위해 최대 60% 미만에서 절대 근력 향상에 중점을 둘 때 이 비율은 최대 90~100% 사이에 해당한다. 또한 이 비율은 운동선수의 사전 및 사후 1RM 검사를 기준으로 프로그램의 타당성에 대한 통찰력을 얻기 위해서 훈련 블록의 끝 지점에서 개선 사항을 추적하는 데 도움이 된다.

1RM은 한 사람이 1회 반복해서 들 수 있는 최대 중량을 의미한다.

내가 수년 동안 사용해왔던 기존의 1RM 방법은 효과가 분명 있었지만, 이 방법은 경기 전후 또는 수면 부족이나 탈수와 같은 다른 스트레스 요인들로 인해 근력 수준이 달라질 수 있다는 점을 고려할 때는 다소 한계가 있다. 이럴 때마다 달라지는 컨디션과 근력의 변동성은 이전에 측정된 1RM 기준치보다 18%나 높거나 낮은 것으로 나타났었다(Flanagan and Jovanovic, 2014). 예를 들면 표 1.1은 벤치 프레스에 대해 225파운드(102kg)의 1RM이 '측정된' 한 운동선수가 월요일에 180파운드(81.6kg)(추정된 1RM의 80% 또는 0.80m/s)로 8회 반복을 수행한 것을 나타낸다. 하지만 수요일에, 이 운동선수는 185파운드의 부하로 초당 0.50m로 동일한 8회 반복 수행하여, 1RM의 약 83%를 기록하였고 1RM의 기준선에서 3% 변동(향상)을 보였다. 또 다시, 금요일에 그는 숙면을 취한 후 동일한 초당 0.50m의 속도로 190파운드의 개인 최고 기록을 세웠다. 이는 현재 그가 측정한 1RM의 85%로, 1RM의 기준선에서 5%의 변동(향상)을 보여주고 있다. 그러나 토요일에 충분한 휴식 없이 다시 벤치 프레스 리프팅을 지나치게

표 1.1 1RM 비율의 일일 변동성

요일	월요일	화요일	수요일	목요일	금요일	토요일	일요일
추정 1RM의 80%(.50m/s)에서 운동부하	180lb	없음	185lb	없음	190lb	165lb	없음
1RM에 대한 추정 상관 관계(%)	80%	—	83%	—	85%	72%	—
일일 변동성(%)	0%	—	3% 증가	—	5% 증가	8% 감소	—

함으로써 8%의 감소를 보인다. 이러한 하향 변동은 부상의 위험을 증가시키면서 최적이 아닌 결과를 초래할 수 있다.

그러나 VBT를 사용하면 기존의 1RM 대신 강도의 지표로 움직임 속도를 측정할 수 있다. 우리는 또한 VBT를 활용하면 모두가 알고 있듯이 기존의 방법과 같이 중추신경계에 부하를 주면서도 회복하기 어려울 수 있는 실패지점을 예방할 수 있다. 이러한 요인들은 운동선수의 운동 수행에 상당한 제한을 일으킬 수 있다. 그러나 먼저 걱정하지는 말자. VBT를 활용해 1RM을 예측하는 것은 다음 장에서 다룬다.

외적 신호(큐잉) 사용하기

사람들에게 피드백을 제공하는 것은 이러한 정보를 가지고 더 교육적이며 효율적인 결정을 내릴 수 있도록 한다. 이는 특히 운동 학습이나 운동 기술의 개선에 대해 말할 때 특히 그렇다. 외부 신호는 운동선수들이 자신의 신체 움직임 또는 스스로의 내적 대화에만 집중하는 내부 신호와는 달리, 외부 정보를 사용하여 운동의 효과에 초점을 맞춘다. 많은 방법들이 외부 신호로 간주될 수 있다. 코치의 피드백 또는 스톱워치나 VBT와 같은 장치의 시각적 신호는 외부 신호의 두 가지 좋은 예이다.

연구는 내적 집중에 비해 외적 집중을 사용할 때 향상된 운동 퍼포먼스 및 학습이 다

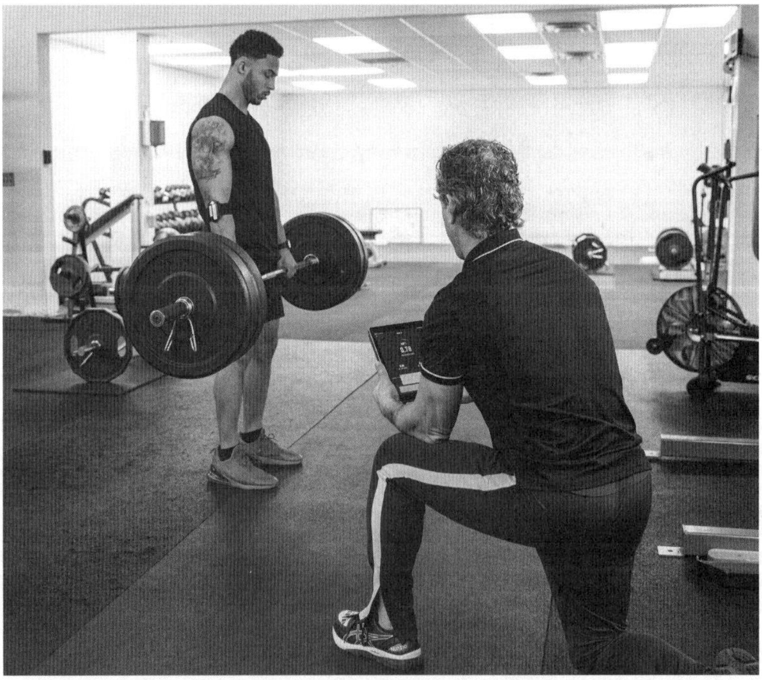

그림 1.4 VBT와 같은 기술 기반의 방법들이 코치들을 지원하는 데 도움이 될 수 있지만, 코칭을 대체할 수는 없다. 이 그림에서 운동선수는 코치로부터 운동 형태에 대한 중요한 외부 신호를 받고 있다.

양한 유형의 과제, 기술 수준 및 연령 그룹에 걸쳐 확장된다는 것을 일관되게 입증해 왔다(Wulf, 2012). 추가적인 연구에 따르면 운동선수들이 내부 집중을 받거나 아무런 집중 지시가 없는 것에 비해 외부 신호를 받을 때, 점프 높이와 스피드(속도)가 증가할 뿐만 아니라 근신경계 협응을 향상시키는 것을 보여 준다(Wulf, 2012). 대부분의 훌륭한 코치들과 경험 많은 운동선수들은 "엉덩이를 펴라" 또는 "발이 땅을 뚫고 지나가게 하라"와 같은 코칭 기술과 관련된 외적 신호를 이미 사용하고 있을 것이다(그림 1.4 참고). VBT를 사용하면, 바 또는 신체로부터 움직임의 속도나 스피드에 대한 피드백 또한 받을 수 있다. 이러한 유형의 외적 피드백을 받은 운동선수들은 활동의 의도에 집중했기 때문에 퍼포먼스가 향상된 모습을 보였다. 또한 VBT는 운동선수들이 자신의 퍼포먼스에 대한 책임을 지도록 하는 데 도움이 된다.

VBT가 운동선수들에게 적용하는 방법의 예시는 다음과 같다. VBT가 리프트나 움직임의 속도를 제공할 때, VBT는 운동선수가 누구인지 알 수 없으므로 피드백은 운동선수의 퍼포먼스에 대한 완전히 객관적인 분석이 된다. 예를 들면 운동선수가 스트렝스 스피드 존에서 벤치 프레스를 수행하고(이 책의 뒷부분에서 더 많이 다루어짐), 코치는 초당 0.75~1.0m 사이의 속도를 원한다고 가정해 보자. VBT 장치는 운동선수가 실제로 코치의 기대에 부응했는지

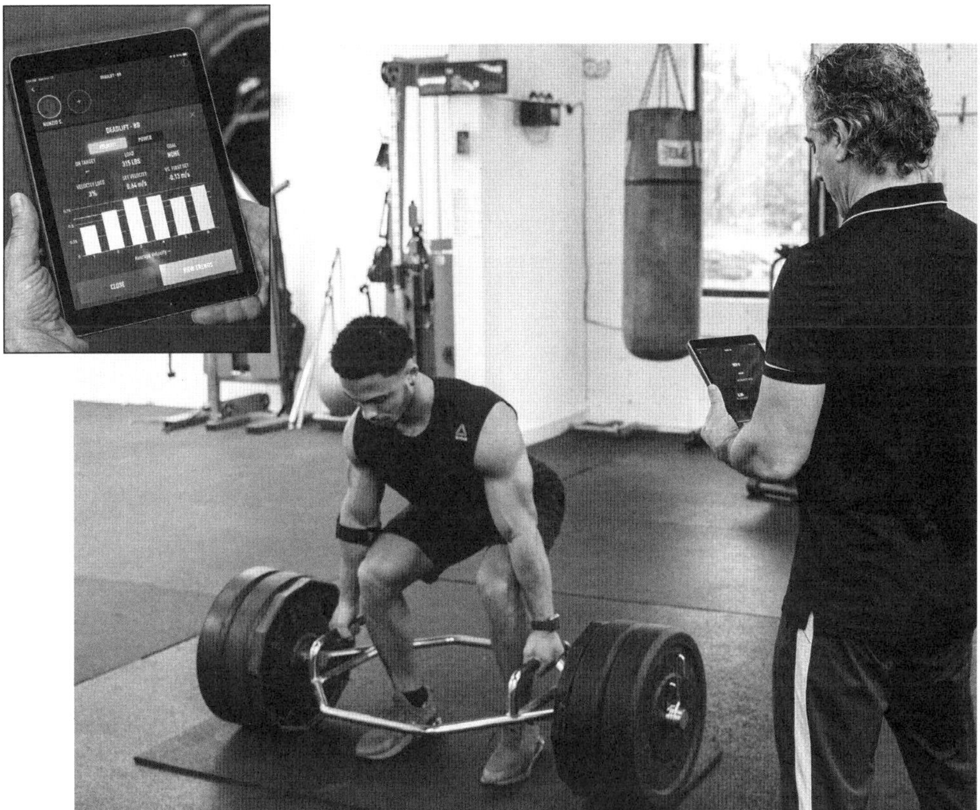

그림 1.5 데드리프트 중 속도를 사용하여 특정 스트렝스 스피드 존 내에서 유지한다.

표 1.2 피드백을 기반으로 한 퍼포먼스 향상

결과 측정	피드백 그룹 비율 향상	비피드백 그룹 비율 향상
수직 점프	4.6%	2.8%
수평 점프	2.6%	0.5%
10-m 스프린트	1.3%	0.1%
20-m 스프린트	0.9%	0.1%
30-m 스프린트	1.4%	0.4%

Data from A.D. Randell, J.B. Cronin, J.W.L. Keogh, N.D. Gill and M.C. Pedersen, "Effect of Instantaneous Performance Feedback During 6 Weeks of Velocity-Based Resistance Training on Sport-Specific Performance Tests," *Journal of Strength and Conditioning Research* 25, no. 1 (2011): 87-93.

를 알려줄 것이다. 운동선수는 움직임이 충분히 빠르다고 생각하겠지만, 운동선수가 더 느린 속도로 움직인다면, VBT 장치는 이렇게 확인할 것이다(그림 1.5 참고).

VBT는 또한 운동선수의 경쟁심을 이용한다. 운동선수들이 부하를 낮추기 전에 스피드를 낼 수 있는 기회가 한 번 더 있다는 정보를 받았을 때, 나는 다음 세트의 의지가 90% 상당 증가한다는 것을 발견했다. 그룹으로 트레이닝하는 한 VBT를 사용하면 경쟁심이 폭발한다. 예를 들어 세 명의 운동선수가 모두 동일한 바 속도 내에서 운동을 하고 있다고 가정해 보자. 한 운동선수가 다른 운동선수보다 빠르게 무게를 움직이는 순간, 웨이트장은 시끄러워지며 운동선수의 진정한 경쟁심이 드러난다. 다음으로 당신이 알고 있는 사실은 부하가 증가하고 단축성 속도가 증가하여 이 운동선수들이 이번 주 최고의 운동을 할 수 있도록 도움을 주었다는 것이다. 이 점을 더욱 잘 이해하려면 두 그룹의 럭비 선수에게 정확히 동일한 양의 똑같은 운동이 주어진 표 1.2를 보라. 결과에 따르면 운동에 대한 피드백을 받은 그룹이 더 큰 퍼포먼스 향상을 보였다(Randell et al., 2011).

간단히 말해서, 외적 신호를 위해 VBT를 사용하는 것은 운동선수들에게 더 높은 질의 운동과 양을 할 수 있도록 정보를 제공하여 그들이 트랙, 코트 또는 필드에서 더 큰 이득을 얻을 수 있도록 도와준다.

책임감 키우기

나는 이 부분의 머리말을 다음과 같은 문장으로 시작해야만 한다. 운동선수들이 트레이닝 프로그램에 VBT를 잘 활용하기 위해서는 절대 근력의 기반이 탄탄해야 한다는 것이 나의 경험이자 믿음이다. 청소년과 프로 운동선수 모두와 함께 운동하면서, 나는 기존의 성장판 문제로 인해 근력이나 가동성을 적절하게 발휘하지 못하는 어리고 덜 성숙한 운동선수의 경우 무엇보다도 올바른 형태와 근비대의 성장에 초점을 맞출 필요가 있다는 것을 발견했다. 그러나 운동선수가 성숙해지고 훈련 경험이 많아짐에 따라 운동선수는 실제로 최대 노력의 단축성 움직임을 만들어 내고 긍정적인 적응을 지속하기 위해서 일반적으로 더 강하게 밀어붙일 필요가 있다. 그러한 운동선수에게 VBT는 게임 체인저가 될 수 있다. 불행하게도 모든 것이 그렇듯 절대적인 것은 없다. 동기부여가 없거나 헌신적이지 않은 운동선수들은 VBT로 시스템을 속일 수 있다. 검사 초기에 의도적으로 바 또는 신체를 천천히 움직임으로써, 운동선수들은 나중에 해당 수치와 측정 기준을 일치시키거나 증가시키기 위해 열심히 운동하는 것을 피하기 위해 더 느린 기준 속도로 측정할 수 있다. 그렇기 때문에 운동선수가 VBT 사용을 시작하기 전에 훈련 프로그램 설정과 운영에 대한 '권한'을 얻어야 한다. 즉, 속도에 대한 즉각적인 피드백을 받는 것은 선수들이 동의할 수 있도록 해야 한다.

피로도 관찰하기

우리의 삶에서 일어나는 모든 일은 행동이나 반응을 일으킨다. 훈련, 연습, 관계 또는 가족 문제, 수면 부족 등 이러한 모든 상황은 운동선수의 중추신경계 또는 회복에 큰 영향을 미칠 수 있다. 앞서 언급했듯이, 연구에 따르면 1RM 근력은 주어진 날에 어느 방향으로든 18%씩 달라질 수 있다(Flanagan and Jovanovic, 2014). 이는 처방된 비율이 운동선수가 자신의 중추신경계에 가한 스트레스의 정도에 따라 어느 방향으로든 매우 부적절할 수 있음을 의미한다.

자동조절은 스트레스와 관련된 피로도를 기준으로 운동선수의 운동능력의 개인차를 조절하기 위해 운동량을 관리하는 시스템을 말한다. 이는 운동선수의 장기 운동 발달(LTAD) 측면에서 과도한 훈련 또는 과소한 훈련을 피할 수 있도록 코치가 도울 수 있는 강력한 도구가 될 수 있다. 운동선수들은 매주 강도가 증가하는 기존의 선형 주기화(LP)와 달리 퍼포먼스 매개변수의 일별 및 주별 변화를 바탕으로 자신만의 페이스로 진행하여 근력을 증가시킨다. 예를 들면 한 연구에서는 자동조절을 통한 점진적 저항이 6주 동안 벤치 프레스 및 스쿼트를 증가시키는 프로그램으로 선형 주기화 모델 방법보다 더 효과적임을 보여주었다(Mann et al., 2010).

VBT를 사용함으로써, 우리는 1RM의 비율이 아닌 바 또는 신체 속도의 비율로 사용하여 이러한 매개변수를 고려할 수 있다. 매일 반복 횟수를 수치로 확인하면 특정 날에 피로로 인해 무게를 줄여야 하는지 아니면 새로운 근력 향상으로 무게를 늘려야 하는지 알 수 있다. 예를 들어 한 운동선수가 바벨 벤치 프레스에서 1RM에 대해 250파운드(113kg)의 기준 측정을 기록했다고 가정해 보자. 만약 이 운동선수가 최대 근력 단계에 있고 1RM의 85%로 5×5를 프로그램으로 설정하였다면, 이는 212파운드(96kg)로 5×5 또는 250파운드(113kg)의 85%와 같을 것이다. 우리는 또한 이 운동선수의 바 속도를 VBT로 관찰함으로써 이 특정 운동선수가 1RM의 85%를 초당 0.48m의 속도로 움직인다는 것을 알고 있다. 이 정보를 이용하여 1RM의 85% 기준에서 운동선수의 벤치 프레스를 3일 간 나타내는 표 1.3을 살펴보자.

표 1.3에서 2일 차는 시험을 위해 일주일 동안 공부하고 친구들과 며칠 밤을 샌 후, 같은 날 한 번의 리프트가 어떤 모습일지 나타낸다. 한 주 동안 이 운동선수에게 가해진 다양한 스

표 1.3 데드리프트 시 매일 준비 상태와 피로도에 따른 속도의 변화

날짜	준비 상태 또는 피로도의 양	양과 강도
1	정상적인 준비	212lb(96kg)로 5×5: 0.48m/s
2	빈약한 준비	212lb(96kg)로 5×5: 0.35m/s
3	훌륭한 준비	212lb(96kg)로 5×5: 0.52m/s

트레스 요인을 고려할 때, 이 운동선수의 바 속도에 따르면 현재 기준 85%는 1RM의 약 95%와 같다. VBT를 사용하지 않으면, 이 운동선수는 다음 4세트 동안 계속해서 근육을 사용하게 되고 부상을 입을 수도 있다. 그러나 VBT로부터 외부 신호를 받는 것은 운동선수가 특정한 날에 준비 상태가 좋지 않기 때문에 무게를 줄여야 한다는 것을 일찍 알려줄 수 있다.

표 1.3을 다시 보고 3일 차에 집중해 보자. 모든 검사를 통과하고 자신의 몸을 더 잘 관리한 이 운동선수의 다음 상체 날은 곡선의 반대편으로 이동한다. 여기에서 처방된 85%는 75%에 더 가까워 보인다. 이 운동선수의 삶에서 부정적인 스트레스 요인을 제거하는 것(이 경우 시험 점수와 밤에 외출하는 것에 대한 걱정)은 바 속도 증가에 기여할 수 있다. 이는 운동선수가 단순히 더 강해졌을 수도 있다. 어느 쪽이든, 운동신수가 이 속도와 비율로 계속 운동하게 된다면, 운동선수는 저훈련이 될 수 있어 절대 근력에 필요한 특정 적응을 얻지 못할 수 있다.

이는 VBT로부터 매일 외부 피드백을 받는 것이 운동선수들이 원하는 특정 적응을 추구하는 데 도움이 될 뿐만 아니라 일상적인 스트레스 수준으로 인한 1RM의 변동으로 발생할 수 있는 부상 또는 저훈련을 예방하는 데 도움이 되는 한 가지 예일 뿐이다.

VBT를 통해 우리는 운동선수들과 함께 만들어 내려고 하는 특정한 적응을 이끌어 내기 위해 특정 근력 구간을 더 잘 식별할 수 있다. 이러한 속도는 기존의 1RM과 밀접한 상관관계가 있지만, 유전적 구성과 훈련 경험 때문에 운동선수들 사이에는 항상 차이가 있을 것이다. 나는 개인적으로 VBT가 웨이트장에서 운동선수들과 함께 그룹을 이루어 운동할 때, 외부 신호를 통해 생성되는 파워와 경쟁적인 환경을 목격해 왔다.

CHAPTER

2

측정 지표 이해

모든 속도가 동일하게 생성되는 것은 아니다. 이 장에서는 VBT 구현에 사용되는 세 가지 유형의 측정 방법에 대해 설명한다. 운동선수가 향상시키고자 하는 기능(근력, 속도, 파워)에 따라 하나의 측정 지표가 다른 측정 지표보다 더 적합한 이유를 설명한다. 또한 이 장에서는 신장성 및 단축성 수축이 무엇인지, 왜 이러한 수축이 중요한지, 그리고 VBT에 어떻게 중요한 역할을 하는지를 살펴본다.

신장성 및 단축성 수축과 감속

VBT와 관련된 다른 측정 지표를 이해하기 위해서, 먼저 속도를 측정하는 다른 방법들을 사용해야 하는 이유를 알기 위해 감속뿐만 아니라 신장성 및 단축성 근육 수축에 대해서 알아봐야 한다. 신장성 및 단축성 근육 수축을 더 빠르고 효율적으로 사용할 수 있는 능력은 운동선수들이 신장-단축 주기(SSC)를 더 잘 사용하여 빠른 속도로 힘을 생성하고(6장에서 더 깊이 논의) 궁극적으로 더 큰 파워를 발휘할 수 있도록 한다. 이 능력은 퍼포먼스의 뛰어난 기준이 되며 엘리트 운동선수들을 다른 운동 분야와 구분하는 데 많은 부분을 차지한다.

이 장에서 다루는 내용에서 VBT는 리프트 또는 움직임의 단축성 부분만 측정한다는 것을 명심하자. 그러나 바 또는 신체 속도를 관찰할 때 단축성 부분의 가속을 크게 증가시키기 때문에 신장성 부분을 이해하는 것은 매우 중요하다. 이는 스포츠를 할 때 움직임의 신장성 부분이 핵심적인 퍼포먼스 지표(KPI)가 되도록 한다.

신장성 수축

신장성 근육 수축은 부하를 받는 동안 근육의 길이가 길어지는 활성화된 근육의 움직임이다. 근육이 신장성 수축을 할 때 에너지를 흡수한다(에너지를 사용하는 단축성 수축과는 반대). 근육

신장성 근육 수축은 부하를 받는 동안 근육의 길이가 길어지는 활성근육의 움직임이다.

의 길이가 길어지면 그림 2.1에서와 같이 힘줄 또한 느슨해진다.

이 과정에서 근육은 중력에 대항하는 신체의 무게를 지탱하기 위해 외부 부하에 의해 생성된 에너지를 흡수하여 충격을 감소시키고 부상의 위험을 줄이는 데 도움을 준다. 퍼포먼스 측면에서 이 탄성 에너지의 저장은 근육의 반동을 도와 다음의 단축성 수축(즉, 가속)을 준비한다. 예를 들면 반동 점프는 신경 전달을 증가시키고 점프의 단축성 또는 탄력 반동 및 위치를 빠르게 전환시키면서(그림 2.2b 참고), 근육의 신장성 근력을 향상시키고 운동선수가 낮은 자세에서 에너지를 더 쉽게 저장할 수 있도록 도와준다(그림 2.2a 참고).

또한 신장성 수축은 단축성 수축에 비해 운동 단위 활동성이 훨씬 적고(약 4배 적음) 주어진 근육 운동에 훨씬 적은 산소를 소비한다. 이러한 감소는 신장성 수축이 적은 에너지 요구량으로 더 많은 힘(부하)을 쓸 수 있도록 하여 근력 트레이닝 프로그램의 초기 단계에서 신장성 과부하 트레이닝이 필수적인 이유를 설명할 수 있다. 이는 조직의 준비를 강화하고 낮은 자세에서 운동선수를 더 강하게 만든다. VBT는 일반적으로 리프트의 신장성 부분에 사용되지 않지만, 신장성 과부하 트레이닝은 더 무거운 부하가 사용되는 이후의 단계에서 트레

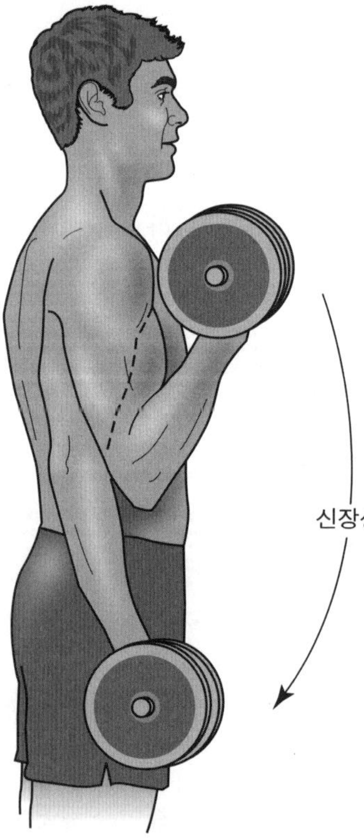

그림 2.1 신장성 근육 수축

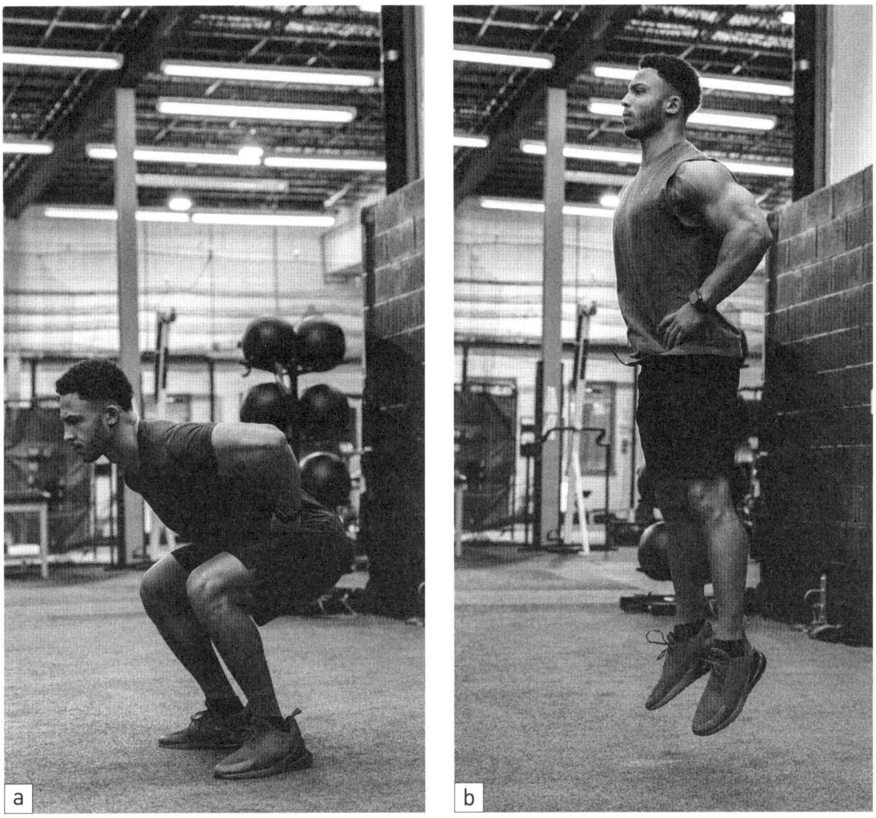

그림 2.2 (a) 신장성 수축, 또는 점프의 로딩 부분, (b) 단축성 수축, 또는 점프의 폭발적인 부분

이닝을 극대화한다. 또한 운동선수들이 힘을 신장성으로 더 잘 흡수하고 저장하여 그들의 스포츠에서 더 폭발적인 움직임을 만들어 내서 더 좋은 결과를 얻을 수 있도록 도와준다.

단축성 수축

신체 또는 바를 가능한 한 빠르게 움직이려고 하는 의도는 근력과 파워를 향상시키기 위한 가장 중요한 요인들 중 하나이고, 이를 성취하기 위해서 신경 적응에 의존한다. 신경 전달의 향상은 운동선수가 진정한 폭발성에 대한 모든 것을 느낄 수 있게 한다. 이는 단축성 부분 동안 큰 힘을 가해야 할 뿐만 아니라 필요한 단축성 수축의 유형을 최대화하기 위해서 정확한 운동을 선택하는 것을 포함한다(운동 선택에 대한 4장의 섹션에서 더 자세하게 설명되어 있음). 먼저, 단축성 수축이 실제로 무엇인지 간략하게 살펴보자.

단축성 수축은 에너지를 사용하고 물체의 가속을 초래한다. 근육이 활성화되고 생성할 수 있는 최대 장력보다 적은 부하를 들어야 할 때, 근육의 길이는 짧아지기 시작한다. 이를 단축성 수축이라고 한다. 단축성 수축의 두 가지 좋은 예는 바이셉스 컬biceps curl 동안 무게를

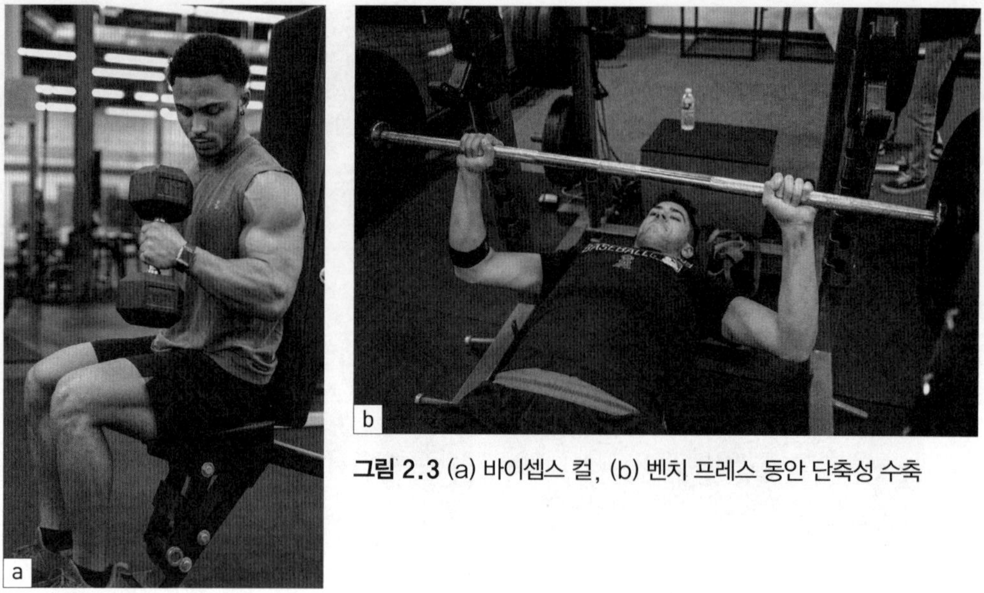

그림 2.3 (a) 바이셉스 컬, (b) 벤치 프레스 동안 단축성 수축

단축성 수축은 에너지를 사용하고 물체의 가속을 초래한다.

들어올리는 것(그림 2.3a 참고)과 벤치 프레스의 맨 아래에서 무게를 밀어내는 것이다(그림 2.3b 참고).

그러나 이러한 단축성 움직임을 수행하는 속도는 우리가 근력에 집중하고 있는지, 아니면 파워에 집중하고 있는지를 구별할 수 있게 해 준다. 파워를 향상시키기 위해서 힘(근력)과 속도(이 힘을 적용하는 능력)를 모두 훈련해야 한다. 이를 위해 더 무거운 부하(힘)와 더 가벼운 부하(속도)를 사용해야 한다. 움직임의 단축성 부분 동안, 보호 장치로서의 신체는 움직임의 가동범위의 끝 지점에서 갑자기 멈출 때 힘줄에 갑작스러운 장력이 작용하거나 관절에 과도한 스트레스가 가해지는 것을 방지하기 위해서 반복 횟수의 단축성 부분에서 힘과 속도를 줄여야 한다. 반면에 파워적 힘 측면을 훈련할 때는 1RM의 60%를 초과하는 부하를 사용하기 때문에 감속이 거의 없다. 부하가 더 무거운 부하와 느린 속도로 인해 더 긴 범위의 감속이 필요하지 않다. 그러나 60% 미만의 부하로 훈련할 때에는 언급한 바와 같이 신체를 보호하기 위해 단축성 부분의 큰 비중을 움직임을 감속하는 데 사용해야 한다. 따라서 운동선수들은 속도 측면을 가장 효율적으로 훈련하기 위해서 점프와 던지기 같은 동적 훈련을 하기도 한다. 이와 같은 운동은 신체가 공중에 뜨기 때문에 부하를 감속할 필요가 없다. 결과적으로 감속이 없기 때문에 더 빠른 속도로 움직일 수 있다.

감속

단축성 수축 동안, 부하를 가속하고 감속해야 한다. 기존 데이터는 저항이 1RM의 100%로 증가함에 따라, 속도는 감소한다고 나타낸다. 부하 또는 움직임의 속도를 의도적으로 천천히 늦추는 이 행위는 관절, 힘줄, 또는 근육 부상을 피하기 위한 자연스러운 반사작용으로, 감속이라고도 한다. 감속은 우리가 들어올리는 부하의 강도와 들어올리는 속도에 따라 다르다.

가벼운 부하는 전체 단축성 수축의 50%까지 감속할 수 있다.

다음은 더 가벼운 부하가 더 큰 감속을 필요로 하는 방법과 그 반대의 경우에 대한 간단한 예이다. 가벼운 부하는 전체 단축성 수축의 50%까지 감속할 수 있다. 예를 들면 벤치 프레스에서 1RM의 40~50%의 가벼운 부하를 사용하는 사람은 운동의 전반부 동안만 미는 동작을 하는 반면 운동의 후반부에서는 감속을 하게 된다. 이 긴 감속 시간은 트레이닝 장치가 받는 평균 단축성 속도에 상당한 영향을 미친다. 반면에 1RM의 65~75%를 초과하는 부하는 들어올리는 부하가 평균속도에 영향을 미칠 만큼 충분히 빠르게 움직이지 않기 때문에 감속을 포함하지 못한다. 리프트의 감속 부분을 줄이기 위해 밴드 또는 체인을 사용하는 것과 같이 운동의 기계적 형태를 변경하는 방법이 있다. 예를 들면 밴드 저항을 사용할 때 밴드가 늘어나면 더 많은 저항이 생긴다. 이는 운동선수가 그 저항을 이겨 내기 위해 단축성 동작의 끝을 향해 계속해서 가속하도록 한다. 이렇게 하게 되면 감속은 최소화된다. 이러한 더 높은 부하는 더 낮은 속도를 의미하며 더 적은 파워의 출력을 초래한다. 따라서 올바른 유형의 운동과 해당 운동의 속도를 측정하는 올바른 방법을 사용하는 것이 매우 중요하다. 이를 통해 비율과 근력 구간을 결정하는 데 사용하는 세 가지 측정 지표와 특정 운동에 사용할 방법을 확인할 수 있다.

측정을 위한 측정 기준

전통적으로, 저항운동의 강도는 근력의 적응을 생성하는 가장 결정적인 요소로 여겨져 왔다. 그러나 최근 몇 년간 잘 사용하지 않던 요소인 움직임 속도를 고려하고 평가하기 시작했다. VBT에서 속도를 측정할 때, 가장 먼저 인식해야 하는 것은 트레이닝의 목적이 무엇인지이다. 근력 또는 파워를 위해 트레이닝을 하는가? 근력과 파워를 구분할 때, 우리는 저항과 관련되어 움직이는 바 또는 신체의 속도와 움직임과 관련된 감속의 양을 모두 고려해야만 한다.

한 연구에 따르면 기본적인 벤치 프레스나 스쿼트와 같이 반동적 움직임을 하지 않고 1RM의 20~100% 사이의 저항을 사용해 스피드나 파워 트레이닝을 할 때, 1RM의 76%에서 제동 단계(감속)가 더 이상 존재하지 않았다(Sanchez-Medina, Perez, and Gonzalez-Badillo, 2010). 이는 우리가 1RM의 더 정확한 비율을 사용할 수 있다는 것을 의미한다. 가벼운 무게를

근력과 파워를 구분할 때, 우리는 저항과 관련되어 움직이는 바 또는 신체의 속도와 움직임과 관련된 감속의 양을 모두 고려해야만 한다.

사용하면 더 많은 감속이 발생하기 때문에 75% 이상의 저항을 사용한다(신체는 가동범위의 끝부분이 되면 갑작스럽게 멈춤으로써 신체를 보호한다는 것을 기억하자). 요약하자면, 근력을 위한 트레이닝을 할 때, 1RM의 60% 이상의 저항을 사용해 큰 가동범위 동안 가속에 쓰는 시간을 더 늘리고 가벼운 저항을 빠른 속도로 운동할 시 나타나는 감속 요소의 대부분을 없애야 한다. 트레이닝 적응에 대한 지식은 운동을 고르는 것뿐만 아니라 측정 방법을 선택하는 데에 도움을 줄 것이고 궁극적으로 VBT 사용 시 계산된 속도의 정확도에 영향을 미친다.

평균 단축 속도

평균 단축 속도(MCV)는 간단하게 운동의 전체 단축 구간 동안의 평균 속도다. 이는 가동범위 동안 감속에 쓴 시간도 포함한다. 근력 기반 운동이 가속과 감속 단계를 모두 포함하기 때

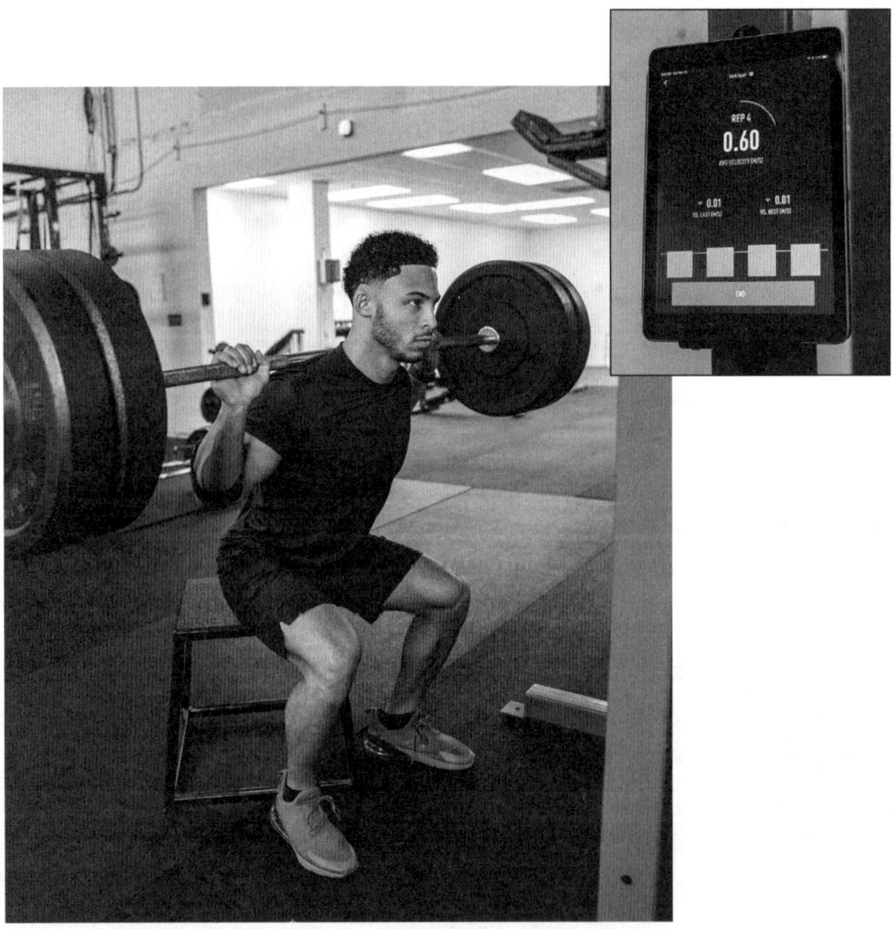

그림 2.4 MCV 측정 기준은 1RM의 60% 이상의 무거운 무게를 사용하는 스트렝스 기반 운동을 위한 좋은 방법이다. 가속과 적은 시간의 감속을 모두 포함하기 때문이다(더 무거운 저항 때문).

문에, 평균 단축 속도 측정 기준을 사용해야만 한다(그림 2.4 참고). 이것이 MCV를 스쿼트, 데드리프트, 벤치프레스와 같은 절대 근력Absolute Strength 운동의 KPI(핵심성과 지표)로 만든다. 또한 이는 1RM의 60% 이상의 저항을 사용해 운동하는 비시즌의 시작점에 쓸 수 있는 가장 좋은 단일 속도 측정이다. 상체 동작이 중요하고 움직임의 후반부에 더 많은 능력이 필요할 수 있는 스포츠의 경우 MCV가 올바른 방법이다.

평균 단축 속도(MCV)는 간단하게 운동의 전체 단축 구간 동안의 평균 속도다. 이는 가동범위 동안 감속에 쓴 시간도 포함한다.

운동 선택이 중요하다는 것을 기억하자. 전통적인 근력 운동(스쿼트, 벤치 프레스, 데드리프트, 풀업 등)에서는 근비대를 위한 중간 정도 저항의 고반복 운동이나 신경 활성화 적응을 위한 고저항 저반복 운동이 최고인 반면에, 이러한 운동이 포함한 느린 속도는 그 자체로 파워 향상을 위한 이상적인 방법이 될 수 없다. 폭발적인 파워 움직임은 이후에 다뤄질 최대 단축 속도(PCV)를 통해 좀 더 정확하게 측정할 수 있다.

최대 단축 속도

진전을 이어 나가고 수행력의 적응을 만들어 내기 위해 중요한 것은 새롭게 획득한 근력에 힘 생성 속도(RFDRate of Force Development)나 속도의 증가를 적용하는 것이다. 근력(1RM 60% 이상)과 동적 근력(1RM 40~60%)에 도달한 후에, 스포츠에 필요한 더 높은 속도를 사용할 수 있고, 사용해야 한다. 이러한 운동은 일반적으로 최대 단축 속도(PCV)를 사용할 수 있는 마지막 4~8주 구간(프리 시즌 기간)에 계획된다. 이는 측정 방법이 변경되고 운동 선택도 변경될 수 있음을 의미한다.

최대 단축 속도(PCV)는 간단히 운동의 단축 구간 동안의 최대 속도를 이야기하고 이는 대체로 0.005~0.01초마다 계산된다. 이 측정 기준은 반동이나 파워를 기반으로 하는 운동에 사용된다. 반동적 운동은 기구나 몸체가 움직이기 전에 매우 짧은 시간 동안 힘이 발생하는 움직임이다. 반동적 운동의 많은 구간에서 선수는 바에 실제로 힘을 가하지 않으므로 락아웃 시에 감속이 발생하지 않기 때문에 전체 움직임의 평균을 사용하는 것은 비효율적이다(그림 2.5 참고). 파워 클린, 스내치, 벤치 프레스 쓰로, 점프 스쿼트와 같은 운동들이 일반적으로 사용된다. 이러한 운동들의 반동적인 특성 때문에, MCV는 사용할 수는 있지만 정확하거나 효율적이지 않으므로 PCV가 더 나은 옵션일 수 있음을 기억하는 것이 중요하다.

최대 단축 속도(PCV)는 간단히 운동의 단축 구간 동안의 최대 속도를 이야기하고 이는 대체로 0.005~0.01초마다 계산된다.

평균 추진 속도

평균 추진 속도(MPV)는 조금 복잡하지만 진정한 근육의 힘을 측정하고 평가하는 훌륭한 방법이다. 불행히도 MPV는 선형탐측자Linear Transducer와 같은 많은 웨어러블 장치에서 사용할 수 없다. 그럼에도 불구하고 속도 기반 측정 장비인 텐도Tendo 및 짐어웨어GymAware와 같은 장치를 사용할 수 있을 때 MPV를 적용할 수 있으려면 MPV의 중요성을 이해해야 한다.

리프트의 전체 상향 부분(제동 단계 포함)을 MCV를 적용해 측정하는 동안, 측정의 정확도는 1RM의 60% 이하에서 손상되기 시작한다. MCV는 상향 움직임 구간 동안 가속이 중력 가속도보다 클 때만 측정한다. 반대로 말하면, 이는 감속이 일어나기 전이다.

MPV는 상향 움직임 구간 동안 가속이 중력 가속도보다 클 때만 측정한다.

MPV는 비시즌 후반부에 실시하는 동적 근력과 무거운 반동 점프가 수행되는 전통적인 운동에 더 효과적인 측정법이다. 동적 근력은 1RM의 40~60%를 주로 사용하고, 가동범위의 끝 부분에서 제동의 필요성으로 인해 큰 감속이 발생한다. 무거운 반동 점프는 1RM의 40~50% 정도에서 사용되는데, 여기서 상

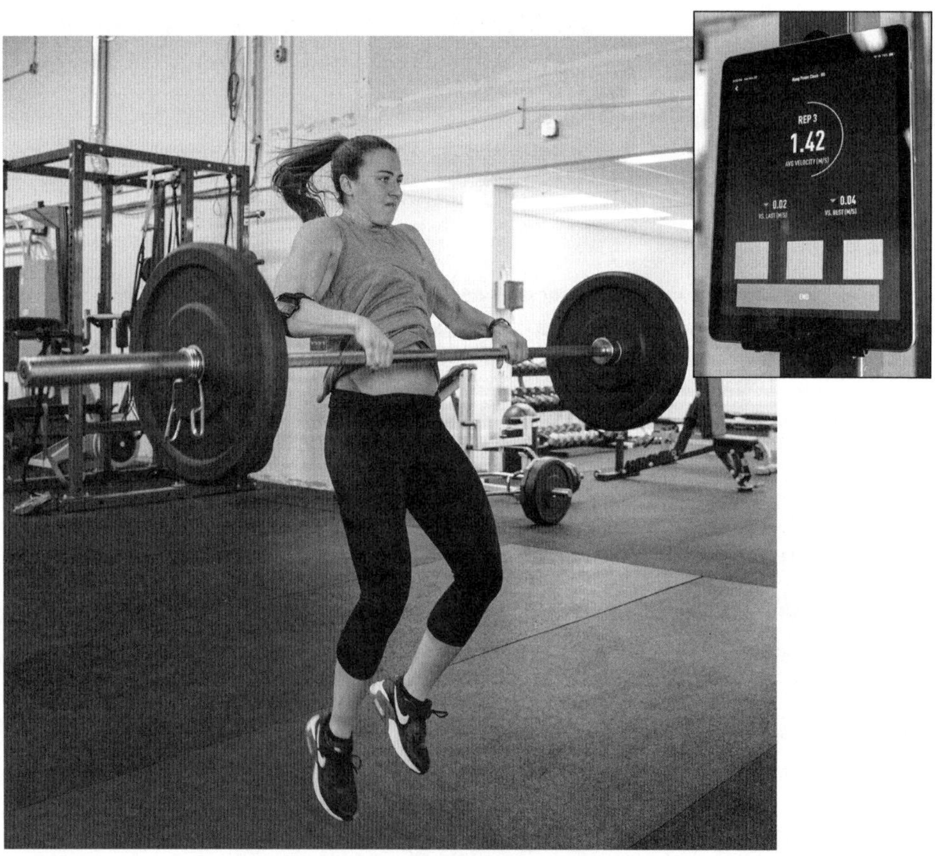

그림 2.5 행 클린과 같은 반동적 움직임에서는 PCV 측정 기준을 사용한다.

향 구간은 기구가 손에서 떠나거나 신체가 땅에서 떨어졌을 때(도약)에만 발생하기 때문에 감속은 중요한 요소가 아니다.

물리학적 원리에 기초해 보면, 주어진 움직임의 전체 위쪽 상향 부분과 관련해 MCV를 사용하는 것은 가벼운 부하로 MPV를 사용하는 것보다 더 편향되지만 덜 효과적인 측정 수단일 수 있다. MPV를 기반으로 하는 트레이닝 시스템은 힘-속도 곡선에서 양 극단에서의 수행력을 측정하는 데 좋다. 예를 들면 점프 능력, 아니면 백 스쿼트 1RM과 같은 최대 동적 근력이 여기에 해당한다.

이러한 정보는 추진 단계에서 MCV를 참고할 것을 제안한다. 우리는 파워 트레이닝을 하는 동안 가볍거나 중간 정도의 무게를 들 때 감속 구간의 측정을 제거함으로 선수의 진정한 근신경적 잠재력을 과소평가하는 것을 피할 수 있다. 따라서 많은 코치와 운동선수들이 훈련 및 측정 환경에서 MPV를 사용하는 것이 스트렝스/파워 트레이닝의 측정 방법으로 MCV보다 더 효과적인 방법이라 믿고 있다.

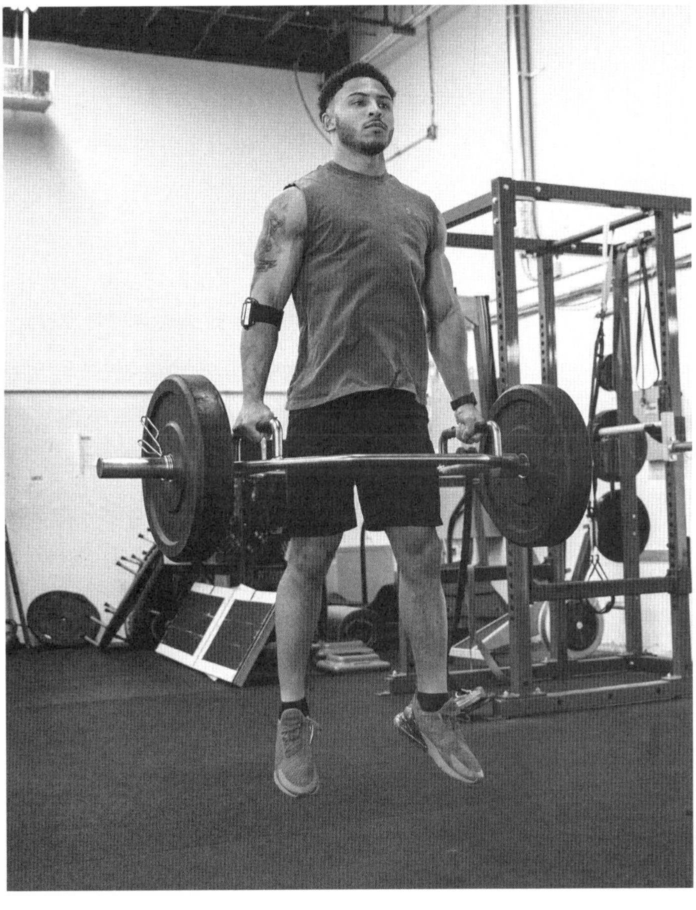

그림 2.6 최대 파워는 사진의 트랩 바 점프와 같은 반동적 성격을 가진 운동의 가장 빠른 5~10m/s(경기 속도와 가장 비슷한)를 계산하는 데 더 나은 옵션일 수 있다.

표 2.1 속도 측정 방법

방법	설명	예시 운동
평균 단축 속도(MCV)	운동의 전체 단축 구간 동안의 평균 속도, 감속에 소요되는 시간 포함	1RM 60% 이상의 전통적인 운동 (예: 백스쿼트, 벤치 프레스, 데드리프트)
최대 단축 속도(PCV)	운동의 전체 단축 구간 동안의 최대 속도, 일반적으로 0.005~0.01초마다 계산	반동적, 파워 기반의 운동 (예: 역도 운동)
평균 추진 속도(MPV)	측정된 가속도가 중력 가속도보다 큰 상향 움직임 구간만을 측정(감속 발생 이전)	1RM의 40~60% 동적 스트렝스 저항을 사용하는 전통적인 운동(예: 스쿼트, 벤치 프레스, 데드리프트)

속도는 저항 트레이닝의 측정에서 유용한 매개변수(파라미터)다. 그러나 움직임에서 감속 구간에 쓰인 시간의 양을 고려하기 위해서는 정확한 측정 프로토콜을 사용하는 것이 필수적이다. 1RM 60% 이상의 저항 사용 시의 평균 속도는 스쿼트, 데드리프트, 벤치 프레스와 같은 스트렝스 운동과 상호 연관성이 깊고, 스트렝스 트레이닝 시와 1RM 측정 시에 사용할 수 있다. 반면에 동적 스트렝스와 파워의 적응은 일반적으로 같은 운동을 중간 강도(대략 40~60%)로 사용할 때 발생하고, 더 많은 감속이 요구된다. 이것이 평균 추진 속도(MPV)를 보다 효율적인 방법으로 만든다. 평균 속도를 계산할 때 리프팅의 감속 부분이 제거되기 때문이다. 마지막으로, 클린, 스내치, 중량 점프, 던지기와 같은 좀 더 반동적인 성격의 운동이 폭발성 트레이닝에 사용된다.

최대 파워는 리프팅 또는 점프의 가장 빠른 5~10m/s(경기 속도에 가장 가까운)를 계산하는 더 나은 옵션일 수 있으므로 프리 시즌 훈련 중에 훌륭한 선택이 된다(그림 2.6 참고). 산체스-메디나Sanchez-Medina 등(2010)의 연구에서, 기계적인 최대 파워 출력을 위한 상대적 저항을 세 가지 매개변수를 통해 알아냈다. 평균 단축 속도(MCV), 단축 구간의 평균 파워, 최대 파워. 측정 방법에 상관없이 제동 구간이 더 이상 존재하지 않는 저항은 1RM의 76.1%(+/-7.4)였다. 이는 더 무거운 저항으로 인해 더 오랜 시간 힘을 가해야 하기 때문일 가능성이 더 크다. 최대 기계적 파워 출력은 사용된 매개변수에 따라 달라졌다. 수행되는 운동의 유형과 사용되는 부하에 따라 적절한 매개변수를 선택하는 것이 필수적이다.

표 2.1은 세 가지 주요 측정 방법, 다양한 측정 및 계산 응용에 대한 간략한 요약이다.

이 장에서 움직임의 신장 및 단축 부분과 1RM의 다른 %에 대한 가속 및 감속의 관계에 관한 몇 가지 사항을 정리하기를 바란다. 가장 정확한 수치를 얻으려면 측정할 때 올바른 측정 기준(MCV, PCV, MPV)을 사용하는 것이 중요하다. 그러나 MPV를 사용할 때는 주의해야 한다. 이 책을 인쇄할 당시에도 대부분의 상업용 단위에서 이 측정 기준을 사용할 수 없었기 때문에 값비싼 선택이 될 수도 있다.

CHAPTER 3

전문가의 도구

얼마 전까지만 해도 선형 위치 변환기(LPT)는 신체나 바의 속도를 측정하는 유일한 방법이었다. 이제 가속도계Accelerometer가 추가되어 코치와 트레이너는 속도와 파워 출력을 모니터링하는 다양한 방법을 사용할 수 있게 되었다. 어떤 도구를 선택하든, 모든 도구는 시간이 지남에 따라 몸이나 바의 위치가 변화하는 정도를 측정하여 속도를 계산한다. 각각의 방법이 속도를 약간씩 다르게 측정하기 때문에, 훈련을 시작하기 전에 속도 프로파일링을 하는 것이 필수적이다. 그렇게 함으로써 우리는 데이터의 일관성을 유지하기 위해 선수의 구체적인 측정 수단을 사용한다(속도 프로파일링은 다음 장에서 논의된다).

VBT 측정 도구의 개요

일부 코치는 다른 측정 도구보다 한 유형의 측정 도구를 선호할 수 있지만, 핵심은 각각의 속도 측정이 다른 방법을 사용한다는 것이다. 이 섹션에서는 이러한 장치를 서로 다르게 만드는 요소와 가장 실용적인 도구를 선택할 때 고려해야 할 장단점에 대해 설명한다.

선형 위치 변환기(LPT)

짐어웨어, 텐도와 같은 LPT는 선형 면에서 위치 변화를 측정할 수 있는 장비이다(그림 3.1 참고). LPT는 밧줄, 실타래, 스프링 등으로 알려져 있는 고정된 측정 케이블과 전위차계potentiometer나 로터리 인코더rotary encorder와 같은 센서로 구성되어 있다. 센서는 케이블 거리의 변화를 전압으로 변환하고, 궁극적으로 속도와 가속도를 변환한다. LPT는 또한 바벨의 질량과 리프터의 질량을 합하고 중력 가속도(g=9.81㎨)를 곱하여 평균 힘을 계산한다. 평균 힘과 평균 속도를 사용하여 각 움직임의 평균 파워도 계산할 수 있다. 고정된 케이블을 사용하면 운동 선택 시 각도를 변경할 때마다 장치를 다시 시작하지 않고도 운동에서 운동으로 쉽

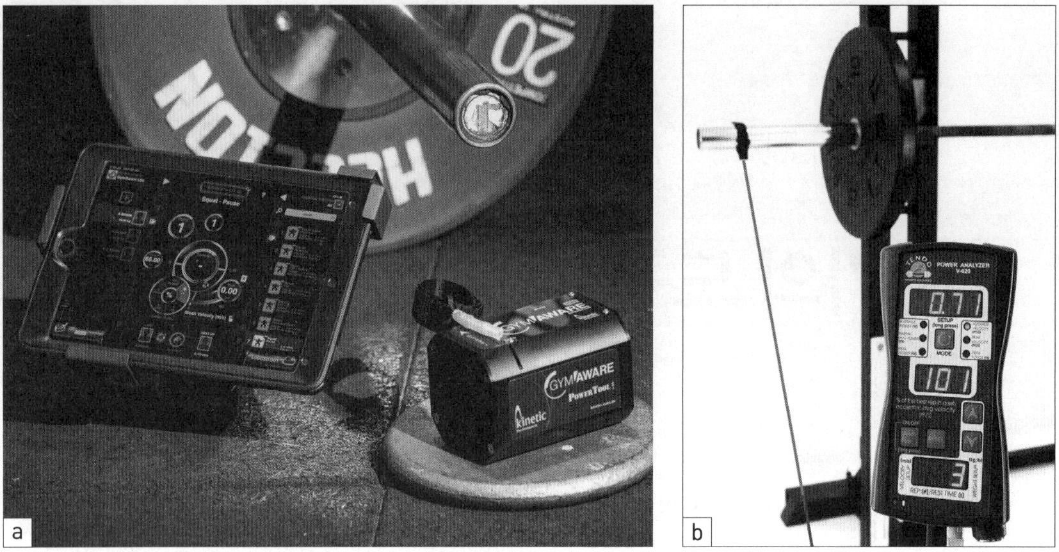

그림 3.1 두 가지 주요 LPT. (a) 짐어웨어, (b) 텐도

게 전환할 수 있다. 인코더 사용의 장점은 간단하다. 데이터가 계산된 추정값이 아니라 항상 직접적인 측정값이라는 것이다.

LPT 기술을 검증하기 위해 3가지 점프 조건(스쿼트, 반동, 드롭)을 사용하여 포스 플레이트의 평균 힘, 최대 힘 및 시간-최대 힘 값을 LPT 값과 비교하는 LPT를 사용하여 연구를 수행했다. 이 연구에서 LPT 기술이 이동 속도를 측정하는 유용하고 정확한 도구라고 결론지었다(Cronin, Hing, and McNair, 2004). 포스 플레이트와 LPT 기술 간의 측정 신뢰도를 조사한 또 다른 연구에서 각 피험자는 40kg(88파운드)의 저항으로 3회 리바운드 점프 스쿼트를 포함하여 1주일 간격으로 두 번의 검사 세션을 실시했다. 다시 한 번, 포스 플레이트와 LPT는 모두 최대 힘의 측정에서 신뢰할 수 있는 것으로 밝혀졌다(Hansen, Cronin, and Newton, 2011).

텐도 및 짐어웨어의 가격은 포스 플레이트와 같은 다른 측정 장비만큼 비싸지는 않지만, 스트렝스 및 컨디셔닝 코치나 개인 트레이너, 그리고 많은 훈련 시설에 약간의 예산 문제가 될 수 있다. 선수를 개인적으로 또는 소규모로 훈련시키는 코치는 일상적인 모니터링 목적을 위해 다른 옵션을 고려할 수 있다. 이러한 이유로, 표시된 모든 VBT 예제에서 가속도계를 사용하고, 이는 현재 미국에서 사용되는 가장 실용적인 어플리케이션이다.

가속도계Accelerometers

보다 최근에는 속도를 정확하게 계산할 수 있는 PUSH 밴드(그림 3.2 참고) 및 바 센스와 같은 가속도계가 많은 시설에 도입되었다. 가속도계는 신체나 바의 위치와 움직임이 언제 시작

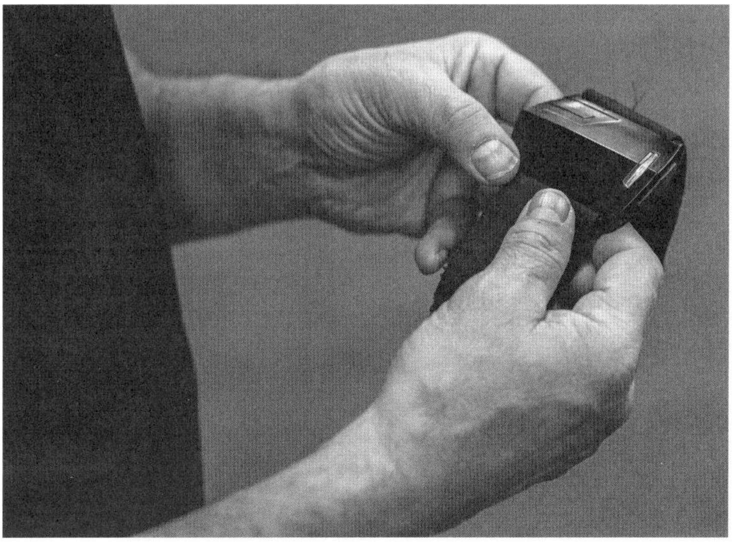

그림 3.2 PUSH 밴드도 현재 시장에 나와 있는 수많은 가속도계 중 하나다.

되고 끝나는지를 측정하는 알고리즘을 사용하기 때문에 LPT와는 다르다. 이 알고리즘은 운동에 따라 조정된다. 예를 들면 점프의 경우, 사람이 수직 위치로부터 다방면의 위치로 이동할 때, 각도의 변화를 통해 조정한다. 가속도계에는 각도를 계산하는 유선 케이블이 없는 대신, 내장된 특정 운동 세트에 미리 프로그램이 짜여 있다. 이 특성은 잘 작동하지만, 판독값이 LPT보다 약간 더 왜곡될 수 있다.

가속도계는 최대 속도(PV)를 측정하는 데 적합하지만, 위치를 감지하는 데에는 품질이 떨어진다. 일반적으로 계산을 지원하기 위해 다른 시스템도 포함하지만, 알고리즘은 기술적으로 한 단계 뒤떨어진다. 바벨을 잡는 움직임이나 미세한 움직임처럼 작고 미묘한 특성은 가속도계의 알고리즘을 사용하는 계산을 방해한다.

가속도계의 또 다른 단점은 각 반복의 파워를 측정하는 능력이 부족하다는 것인데, 이는 알다시피 파워 방정식의 절반을 차지한다. 이 단위는 속도만을 측정한다. 일부 기업은 회사 포털을 통해 강제 판독에 접근할 수 있지만, 여기에는 단점이 있다. 사용자들은 값비싼 연간 구독료를 지불해야 하며, 또한 그 수치도 즉각적이지 않다. 그러나 그룹 세팅에서 가속도계를 사용하는 경우에는 많은 이점이 있다. 가장 중요한 것은 경제성이다. 가속도계는 LPT에 비해 가격대가 훨씬 낮다. 특정 속도를 정확하게 파악하는 데는 약간 덜 정확하지만, 더 넓은 범위가 자주 사용되는 팀 환경에서 가속도계는 잘 작동한다. 다른 이점은 가속도계가 신체 또는 바에 착용하도록 설계되었으며 유선 케이블이 필요하지 않아서 어디서나 사용할 수 있다는 것이다. 그러므로 웨이트 공간에 훨씬 적은 공간을 차지한다. 내 시설에도 15개 정도 있고 몇 년 동안 좋은 결과를 얻고 있다. 하지만 개인 프로필이 필요하기 때문에 LPT도 하나 가지고 있다.

표 3.1 LPT와 가속도계의 장단점

장비 유형	장점	단점
LPT (예: Tendo, GymAware)	• 케이블 부착으로 인한 보다 정확한 측정값 • 속도뿐만 아니라 각 반복의 힘 측정 가능	• 매우 비싼 가격 • 이동이 편하지 않음 • 고장이 쉬움(케이블)
가속도계 (예: PUSH band, Bar Sensei)	• 저렴한 가격 • 간편한 이동 • 그룹 설정에 용이	• 정확도가 약간 떨어지는 사전 프로그래밍 알고리즘의 사용 • 현재 각 반복의 힘 출력을 판독하지 않음

LPT와 가속도계는 모두 1RM에 비해 높은 정확도와 평가를 보여주지만, 텐도와 짐어웨어의 LPT 기술은 여전히 가장 좋은 기준이며 다른 가속도계에 비해 속도, 가속도 및 힘 변수를 측정하는 더 유효하고 신뢰할 수 있는 방법으로 보인다. 그러나 가속도계는 여전히 민간 시설에서 사용할 수 있고 더 넓은 속도 범위가 적용되는 팀 환경에서 사용 가능한 옵션이다(표 3.1 참고).

장비 설정과 데이터 해석

이 부분에서는 LPT와 가속도계를 모두 사용하기 위한 기본 설정에 대해 간략하게 설명한다. 이것은 사용 설명서가 아니며, 단지 장치를 부착하는 것부터 정보를 읽는 것에 이르는 단계별 절차를 간단히 보여주는 것에 불과하다. 장치마다의 설정은 조금씩 다르다.

데이터 사용을 포함하는 모든 기기와 마찬가지로, 가장 먼저 시작하는 것은 단순히 기기를 사용하는 것이다. 각 반복마다 속도를 읽어서 개선 또는 악화되는지 확인하여 장치의 피드백에 익숙해지는 것을 추천한다. VBT를 사용하고 적용하는 것을 배우는 이러한 초기 단계에서도, 여러분은 결과를 보기 시작할 것이다.

이전 부분에서 논의한 바와 같이, VBT를 측정하기 위해 시장에 나와 있는 많은 다양한 종류의 기술이 사용된다. LPT 및 가속도계에 대한 가장 대중적이고 신뢰할 수 있는 몇 가지 옵션은 표 3.1을 참고하기를 바란다.

LPT 기본 설정

짐어웨어 및 텐도와 같은 LTP의 경우 바벨에 얇은 케이블 스풀이 부착되어 바의 거리와 속도를 측정한다. 센서는 케이블이 이동하는 속도와 거리뿐만 아니라 각도도 측정한다. 데이터는 장치에 저장하거나 클라우드의 온라인 포털을 통해 저장할 수 있다. 기본 설정은 다음과 같다.

1. **장치를 설정한다.**

이 단계는 쉽고 따로 설명이 필요 없다. 일부 코치는 역도 운동과 관련된 바의 낚아챔이 케이블을 느슨하게 만들 때 신뢰성에 대해 우려한다. 모든 장치는 판독값에 약간의 문제가 있을 수 있지만 절대적인 차이는 매우 낮기 때문에 거의 문제가 되지 않는다. 대부분의 바의 낚아챔은 매우 무거운 경쟁적 저항에서 나오는데 이는 스포츠 훈련에서 사용되는 전형적인 것이 아니다.

2. **장치를 아이패드iPad에 페어링한다.**

어떠한 장치든지 페어링하기 전에 첫 번째 단계는 와이파이가 강하고 안전한지 확인하는 것이다. 지하실이나 지하 웨이트룸에서 훈련하는 경우 각 아이패드에 대한 와이파이 연결을 검사한 후 고정한다.

3. **아이패드를 편리하고 안전한 위치에 놓는다.**

최고의 기능을 위해, 아이패드는 선수가 무게에서 벗어나 편리하게 피드백을 받을 수 있는 곳에 배치되어야 한다. 태블릿을 이동할 수 있는 장착 옵션을 사용해야 한다. 각 장치는 특정 아이패드와 페어링되지만 데이터는 보편적이기 때문에, 기술적으로 선수는 어떤 아이패드나 스테이션에서도 훈련할 수 있다.

4. **클라우드를 통해 장치 포털과 동기화한다(선택 사항).**

대부분의 경우 데이터를 로컬(장치에 저장)로 기록하지만, 팀에서 사용할 수 있는 데이터를 수집하는 데 유용한 옵션이 있다. 각 아이패드를 와이파이에 안전하게 연결한 후 연결된 앱을 클라우드에 연결하여 사용자 포털에 접근한다. 연결은 매우 간단하며 사용자 이름과 암호만 있으면 된다. 그 후에는 기본적인 개인 설정을 한다.

5. **작업 흐름에 따라 대상 구역 및 타이머를 설정한다(선택 사항).**

이는 LPT만이 제공하는 훌륭한 옵션이다. 이러한 기능을 설정하는 방법에 대한 자세한 내용은 사용설명서를 참고하라.

6. **운동을 선정한다.**

가장 정확한 판독을 위해, 모든 VBT 기기들은 운동 라이브러리와 함께 제공된다. 그러나 대부분의 연구와 정보는 빅 리프트(스쿼트, 데드리프트, 그리고 반동점프, 팔굽혀펴기, 풀업과 같은 벤치 및 체중 운동)를 참고한다.

7. **부하를 선택하고 세트를 시작한다.**
모든 반복을 최대 수의적 단축(MVC) 동작으로 하는 습관을 들인다. 이것은 단지 측정된 모든 속도를 신체적으로 가능한 만큼 세게, 그리고 빠르게 밀어내는 것을 의미한다. 이렇게 해야 판독값이 최대한 정확해진다. 단축하는 근육의 움직임을 늦추는 것은 속도 측정 기술의 판독을 크게 왜곡한다.

가속도계 기본 설정

LPT는 훌륭하지만, 일반적으로 큰 그룹 설정에서 적용하기에는 적합하지 않다. 매일 들어오는 선수들이 많기 때문에, 지난 3년 동안 14개의 PUSH 밴드를 시설에 포함시켰다. PUSH 밴드는 사용이 간편하고, 센터가 20명 이상의 선수들로 붐빌 때 렉에서 많은 공간과 시간을 차지하는 LPT의 훌륭한 대안이다. 가속도계의 기본 설정 지침은 다음과 같다.

1. **밴드를 충전하고 앱을 다운받는다.**
대부분의 휴대용 가속도계는 노트북이나 벽면 커넥터에 연결할 수 있는 마이크로 USB 어댑터를 사용한다. 연결 후 iOS 기기에 앱을 다운받아 앱을 실행하고 메뉴 옵션을 클릭하면 시작된다.

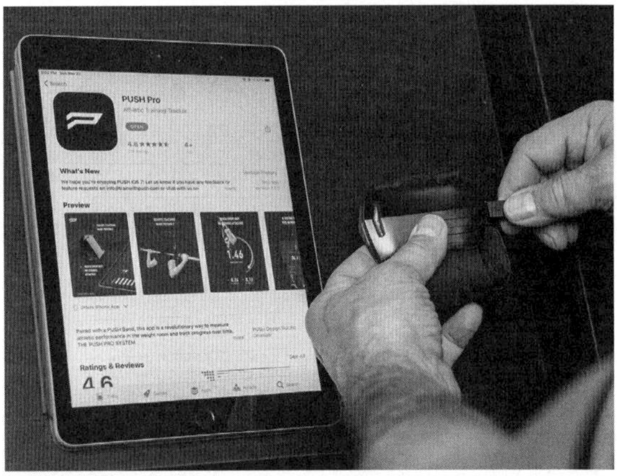

2. **밴드를 iOS 장치와 페어링한다.**
모든 장치는 iOS 기기를 밴드에 페어링하는 고유한 방법이 있지만, 현재 시판되고 있는 모든 가속도계는 다운로드가 필요한 앱을 사용하여 페어링한다. 밴드는 한 번에 하나의 장치에만 연결할 수 있으므로, 밴드에 파란색이 계속 켜져 있다면 이미 다른 iOS 기기에 연결되어 있다는 것을 의미한다.

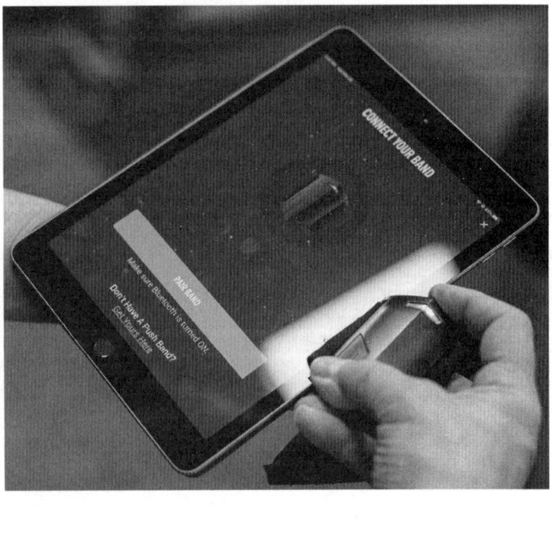

3. **모드를 선택한다.**

대부분의 유닛에는 바에 직접 배치할 수 있는 어댑터가 함께 제공되지만, 끝 지점에 도달하면 막대가 손 밖으로 또는 어깨 위로 날아갈 수 있기 때문에 바 모드를 사용할 때 설정값마다 판독값이 많이 변화한 경험이 있다. 이러한 이유로 장치를 몸체에 직접 배치하는 것이 좋으며, 가급적이면 무게 중심 주위에 벨트를 사용하는 것이 좋다.

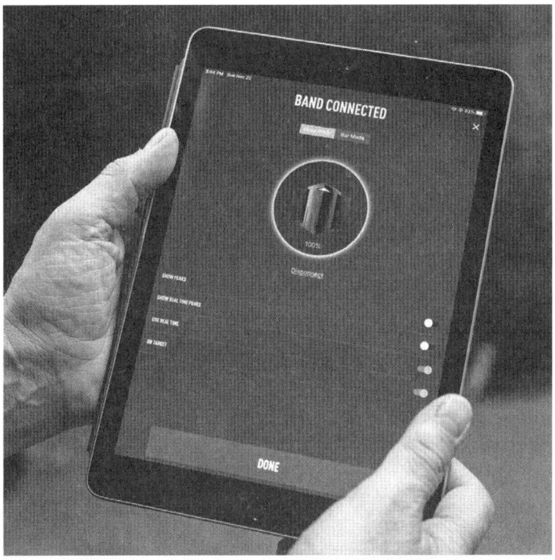

4. **아이패드를 편리하고 안전한 위치에 놓는다.**

최고의 기능을 위해, 아이패드는 선수가 무게에서 벗어나 편리하게 피드백을 받을 수 있는 곳에 배치되어야 한다. 태블릿을 이동할 수 있는 장착 옵션을 사용해야 한다. 각 장치는 특정 아이패드와 페어링되지만 데이터는 보편적이기 때문에, 기술적으로 선수는 어떤 아이패드나 스테이션에서도 훈련할 수 있다.

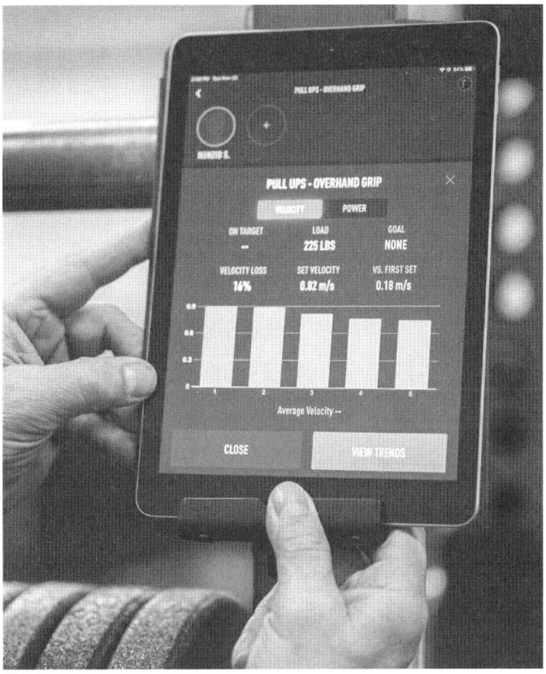

5. 장치를 바벨에 부착한다.

장치를 플레이트에 가까운 바벨에 부착하여 그립에서 벗어나게 한다.

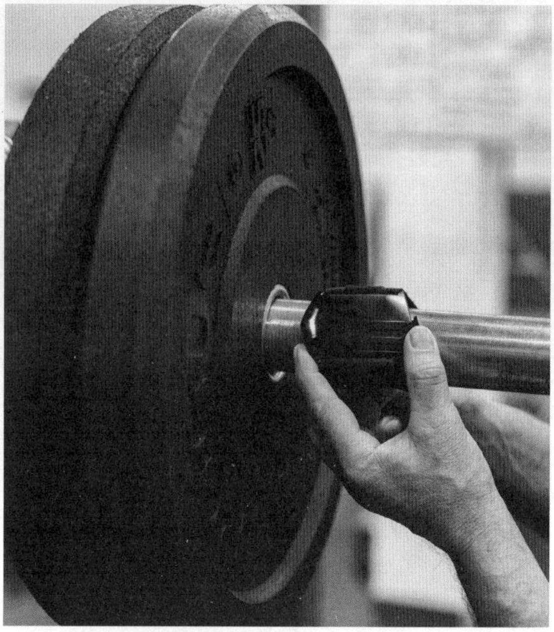

6. 밴드를 배치한다.

가속도계는 운동 선택에 따라 팔이나 허리에 착용할 수 있다. 대부분의 운동에서 밴드를 전완 상부 또는 이두근 하부에 놓는다(배치는 수행 중인 운동의 유형에 따라 다름). 모바일 앱은 각 운동에 적합한 밴드 배치를 표시한다. 참고: 점프와 자유 동작을 위해 대부분의 장치에는 밴드를 꼬리뼈 바로 위 무게중심에 단단히 고정하는 허리 벨트가 포함된다.

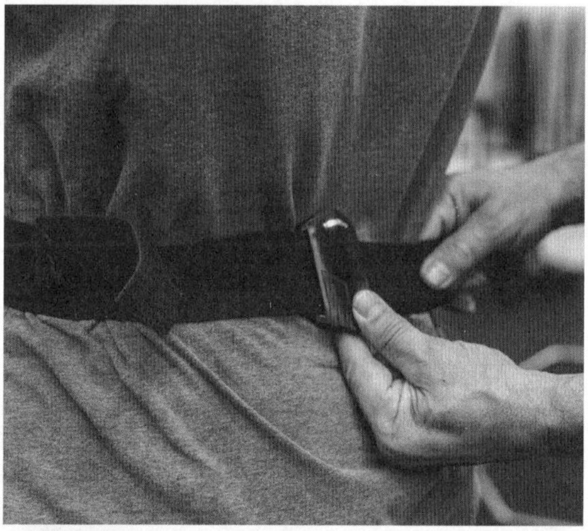

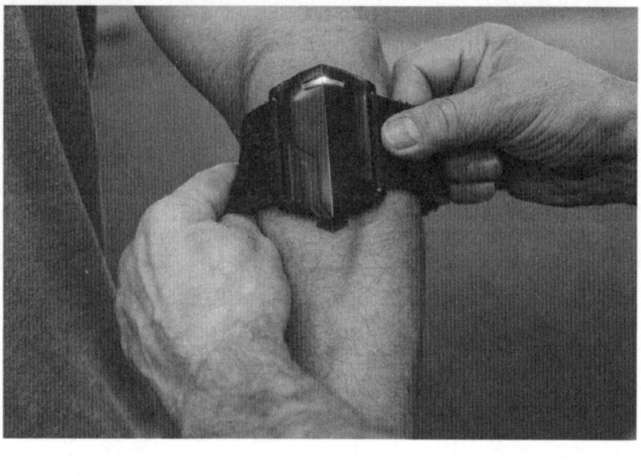

7. **운동을 선정한다.**

가장 정확한 판독을 위해, 모든 VBT 기기들은 운동 라이브러리와 함께 제공된다. 그러나 대부분의 연구와 데이터들은 큰 운동(스쿼트, 데드리프트, 반동 점프, 팔굽혀펴기, 풀업과 같은 벤치 및 체중 운동)의 동작을 참고한다.

8. **부하를 선택하고 세트를 시작한다.**

모든 반복을 최대 수의적 단축(MVC) 동작으로 하는 습관을 들인다. 이것은 단지 측정된 모든 속도를 신체적으로 가능한 만큼 세게, 그리고 빠르게 밀어내는 것을 의미한다. 이렇게 해야 판독값이 최대한 정확해진다. 단축하는 근육의 움직임을 늦추는 것은 속도 측정 기술의 판독을 크게 왜곡한다.

데이터 해석

세트나 반복수가 완성되면 기기에서 받은 정보를 여러 방법으로 사용할 수 있는데, 솔직히 말하면 그 자체만으로도 책을 만들 수 있다. 그림 3.3은 1장의 그림 1.3에서 본 것과 동일한 그림이다(참고: 편의를 위해 이 수치는 다른 장에 다시 등장한다). 다시 한 번 말하지만, 1RM의 특정 비율과 관련되어 있는 표준 속도가 있지만, 고객을 기반으로 자신만의 구역을 만드는 것이 가장 좋다. 그림 3.3의 특정 구역은 일반적으로 16세에서 24세 사이의 고객을 대상으로 한다.

다시 말해, 그림 3.3의 데이터는 기본적으로 무게가 무거워질수록 더 느리게 움직인다고 말하고 있다. 이 데이터의 흥미로운 부분은 속도 범위가 움직임의 속도 자체와 특정 속도 영역의 특성에 의해 분류되고 이는 발전에 도움을 준다. 예를 들면 파워리프터는 절대 근력 Absolute Strength을 위한 대부분의 훈련에서 1RM의 85% 이상을 고수할 수 있는 반면 축구 선수는 70~80%의 가속력 범위 내에서 훈련함으로써 더 많은 이익을 얻을 수 있는데, 이는 선수가 웨이트장에서 실수로 너무 무거운 부하로 훈련해서 동일한 가속력 이점을 포착하지 못

강성 ← 파워 → 탄성
100% 90% 80% 70% 60% 50% 40% 30% 20% 10% 0%

	절대 스트렝스	가속 스트렝스	스트렝스-스피드 (힘)	스피드-스트렝스 (속도)	시작 스트렝스
	80~100% 1RM	60~80% 1RM	40~60% 1RM	20~40% 1RM	체중-20% 1RM
하체 속도 범위	.50m/s 미만	.50~.75m/s	.75~1.0m/s	1.0~1.3m/s	1.3m/s 초과
상체 속도 범위	.40m/s 미만	.40~.60m/s	.60~.85m/s	.85~1.1m/s	1.1m/s 초과

그림 3.3 특정 스트렝스 구역 범위와 1RM 비율과의 연관성

Reprinted by permission from J.B. Mann, *Developing Explosive Athletes: Use of Velocity-Based Training in Athletes*, 3rd ed. (Muskegon, MI: Ultimate Athlete Concepts, 2016).

한 약한 상대들을 제압할 수 있게 한다.

선수가 5회 동안 280파운드(127kg)의 스쿼트를 한다고 가정해 보자. 완료 후, 선수는 세트의 평균 0.62m/s를 얻는다. 그림 3.3의 데이터에 따르면, 이 수치는 가속 근력 구간에 속하며 약 70% 1RM에 해당하고, 선수에게 추정 1RM은 400파운드(181kg)이다. 400×0.70=280(181×0.70=127). 만약 이 선수 프로그램이 1RM 70%를 처방했다면, 이 수치는 정확한 범위에 속한다. 하지만 1RM 80%가 처방됐다면 노력해야 할 수치가 0.50m/s에 가까워지므로 무게를 더해야 한다. 만약 1RM 60%로 처방됐다면 0.75m/s가 목표치여서 더 가벼운 부하가 필요하다.

간단히 말해서, VBT는 그림 3.3에 표시된 특수 구역을 사용하여 속도와 파워 데이터를 모두 제공할 수 있다. 이는 우리가 정확하게 규정된 비율로 일하고 있다는 것을 알 수 있게 해줄 뿐만 아니라, 우리가 스스로 조절하고 매일의 피로를 고려할 수 있도록 도와준다. ≪The Journal of Australian Strength and Conditioning≫에 게재된 연구들은 운동마다 스트렝스 훈련 방법들이 얼마나 다양한지 보여 준다. 연구자들은 일일 1RM이 18%의 변동을 제공한다는 것을 발견했다. 즉, 특정한 날 프로그래밍되고 수행되는 1RM의 75%는 다른 날에는 75%±18%(1RM의 57~93%)일 수 있다(Pareja-Blanco et al., 2016). 이는 VBT를 사용하는 가장 가치 있는 측면 중 하나를 보여 준다(일상의 피로에 대한 고려와 자가 조절).

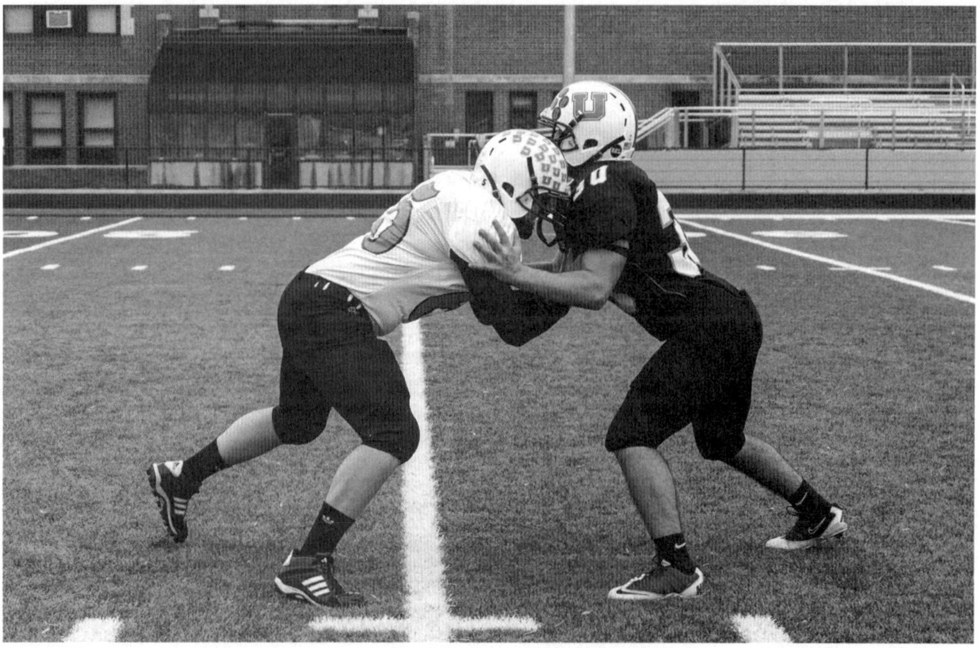

오펜시브 라인맨은 절대 근력을 훈련하는 데 대부분의 시간을 소비할 수 있는 파워리프터에 비해 가속 근력 훈련을 더 많이 해야 할 수도 있다.

© Human Kinetics

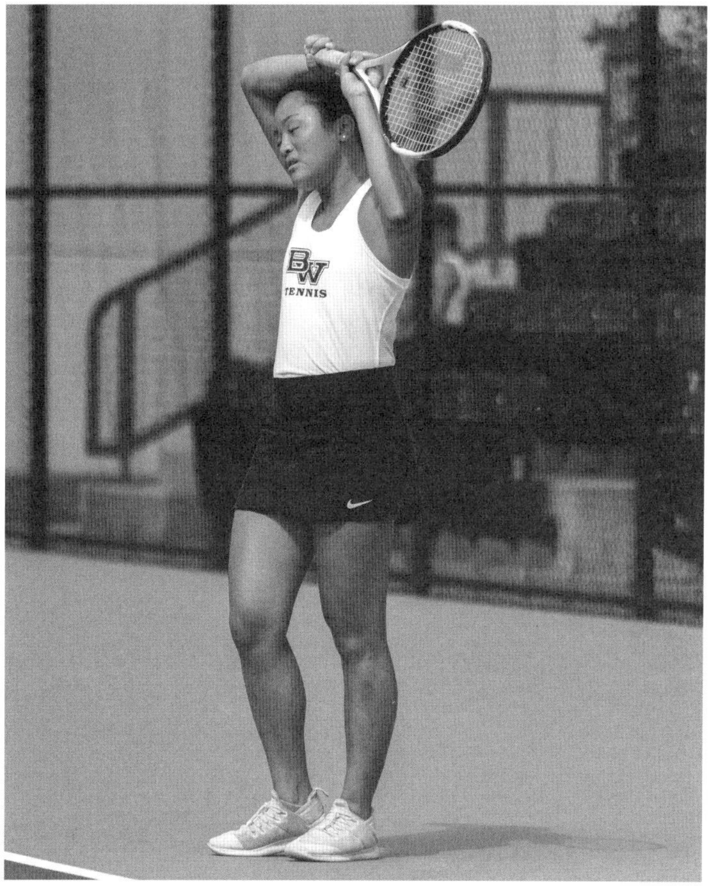

수면 부족, 경기, 또는 과도한 훈련과 같은 다양한 요인들로 인해, 근력 수준은 18%까지 달라질 수 있으며, VBT는 자가 조절 부하를 위한 귀중한 방법이 될 수 있다.

사람마다 요구 사항이 다르므로 LPT 또는 가속도계가 자신 또는 자신의 선수에게 더 적합한지 결정하기 전에 몇 가지 사항을 고려해야 한다.

- 그룹 설정으로 휴대성이 필요한가?
- 어떤 종류의 운동과 스포츠를 훈련할 것인가? LPT는 유선 케이블 때문에 각도 운동을 더 정확하게 추적한다는 것을 기억하자. 하지만, 만약 운동이 스쿼트, 벤치 프레스, 데드리프트, 역도 운동과 같은 리프팅이고 힘 생산에 대한 데이터를 얻는 것이 문제가 되지 않는다면, 그 두 가지 선택 모두 효과가 있을 것이다.
- 예산이 얼마고 얼마나 감당할 수 있는가? LPT와 가속도계의 가격 차이가 극심해 가속도계를 더 저렴한 선택으로 만들었다.

PART II

시작하기

CHAPTER 4

특수 근력 존

SAIDspecific adaptation to imposed demands(부과된 요구에 대한 특정한 적응)의 원리에 따르면 훈련은 원하는 스포츠에서 뛰어난 능력을 발휘하는 데 필요한 신체적인 적응adaptation이나 특성trait을 발달시켜야 한다. 그러나 필요한 적응의 유형은 해부학적 구조나 선수마다 다르다. 속도 기반 트레이닝의 중요한 이점 중 하나는 선수나 코치가 원하는 특성을 개발할 수 있다는 점이다. 모든 유형의 근력이나 특성에는 스피드가 필요하다. 필요한 부분을 원하는 스피드로 훈련하지 않으면 얻고자 하는 근력이나 특성이 개발되지 않는다. 이것이 특수 근력 존special strength zones이다.

이 장에서는 이러한 특수 근력 존과 관련된 특수한 스피드와 범위를 면밀히 살펴보고, 이러한 존이 무엇을 의미하고, 운동수행력의 어떤 특이 적응을 발달하도록 도우며, 1년 중 이를 적용할 적절한 시기에 대해서도 설명할 것이다. 선수는 VBT를 통해 힘-속도 곡선에 따라 하락하는 특정 근력 적응을 더욱 정확하게 찾아낼 수 있다. 또한 다음 장에 자세히 설명할 힘-속도 프로파일링 방법에 대해서도 다룰 것이다. 지금은 특수 근력 존이 무엇이고 VBT를 통해 이들을 더욱 잘 사용하는 방법에 대해 알아볼 것이다.

스피드별 근력 모니터링

모든 존은 특정 바와 신체의 속도와 관련이 있어, 각기 다른 자극과 그 존에만 해당되는 운동적응 능력을 생성한다. 이를 통해 우리는 선수의 속도를 모니터링하고 선수가 발달시키고자 하는 특성에 초점을 맞춰 그 선수의 스포츠 운동능력을 향상시키도록 도울 수 있다(표 4.1 참조).

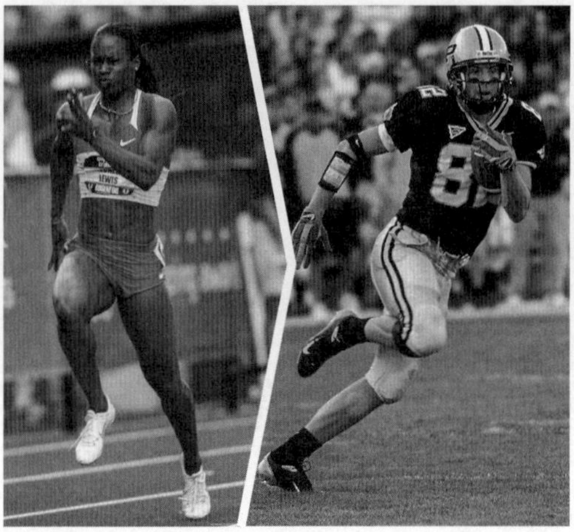

스포츠마다 각기 다른 유형의 근력이 필요하다. 특정한 근력 존에서 훈련하면 그 존에 해당되는 근력과 운동능력이 생성된다.

표 4.1 표준 스피드 1RM 백분율 연관성

속도(m/s)	약 1RM과의 관계
0.12~0.50	80~100%
0.50~0.75	60~80%
0.75~1.0	40~60%
1.0~1.3	20~40%
1.3+	체중-20%

표 4.1과 같이 1RM 백분율과 연관성이 있는 표준 스피드가 있지만, 고객들을 대상으로 자신만의 범위를 만드는 것이 가장 좋다. 그림 4.1은 일반적으로 나의 고객인 16~25세 연령의 선수 약 75~100명에 적합한 범위를 보여 준다. 1RM과의 상관관계뿐 아니라 상체와 하체 모두의 움직임에 대한 범위도 포함되어 있다. 하체의 길이가 더 길면 운동 범위가 더 크기 때문에(예: 스쿼트, 데드리프트), 스피드 범위는 상체 리프트에서 평균 0.10~0.15m/s 더 낮다(예: 벤치 프레스, 로우).

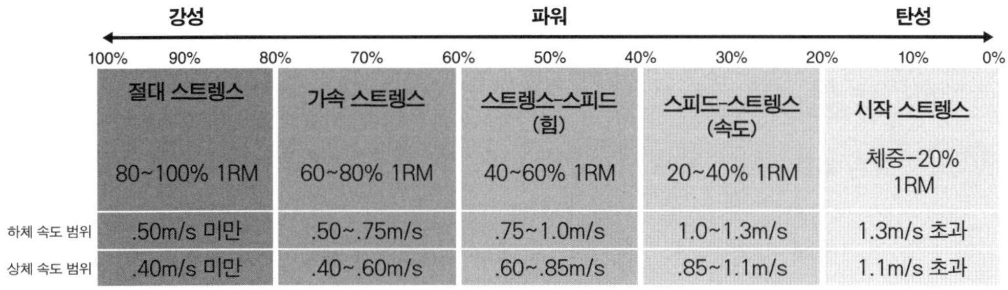

그림 4.1 스피드별 특수 근력 존

Reprinted by permission from J.B. Mann, *Developing Explosive Athletes: Use of Velocity-Based Training in Athletes*, 3rd ed. (Muskegon, MI: Ultimate Athlete Concepts, 2016).

특수 근력 존 살펴보기

신체는 가해지는 자극에만 관심을 갖는다. 현재 어떤 유형의 운동을 하고 있는지는 알지 못한다. 즉, 신체는 '스트레스와 자극'만 안다. 이러한 근력 존을 각각 살펴보고, 목표를 달성하도록 돕는 훈련 적응과 관련하여 의미를 찾고 훈련 사이클 중 이러한 근력 존을 적용할 최적의 시기에 대해 알아본다.

절대적 근력 존

최대 근력이라고도 알려진 절대적 근력 존(0.10~0.50m/s)은 선수가 자신의 1RM이 해당된다고 생각하는 범위지만, 리프트 시 더 높은 속도가 부족하여 선수가 무거운 부하에서 최대한 운동능력을 발휘할 필요는 없는 범위이다(그림 4.2 참조). 가속적 근력과 함께 절대적 근력은 최대 근력으로 훈련할 때 주된 근력 적응 구간이고(III 단계, 9장에서 자세히 논의), 보통 1~4회 반복Reps으로 발달된다. 많은 코치들이 1년 내내 파워 능력을 훈련해야 한다고 생각하지만, 파워는 최대 근력에 비례한다는 사실을 잊고 있다. 처음에 파워를 증진시키려면, 우선 절대적 근력 존의 훈련을 통해 최대 근력을 향상시켜야 한다.

적응 단계에 도달하면 고역치 근섬유의 단면적 직경이 늘어나고 단일 노력(근육 내 협응력intramuscular coordination)으로 동원될 수 있는 운동 단위의 수가 증가하므로, 근육의 수축성을 향상시킨다. 그러나 근섬유의 단면적이 큰 숙련된 리프트 운동자는 더 낮은 '운동' 속도를 사용할 수 있고, 절대적 근력 수준이 더 높기 때문에 반복 횟수를 계속해서 밀어붙일 수 있다(0.10m/s 정도). 이러한 이유로, 전체 힘-속도 프로파일을 수행하고 각 선수의 진정한 1RM 속도를 정하면 사람마다 가장 정확한 범위를 알 수 있다.

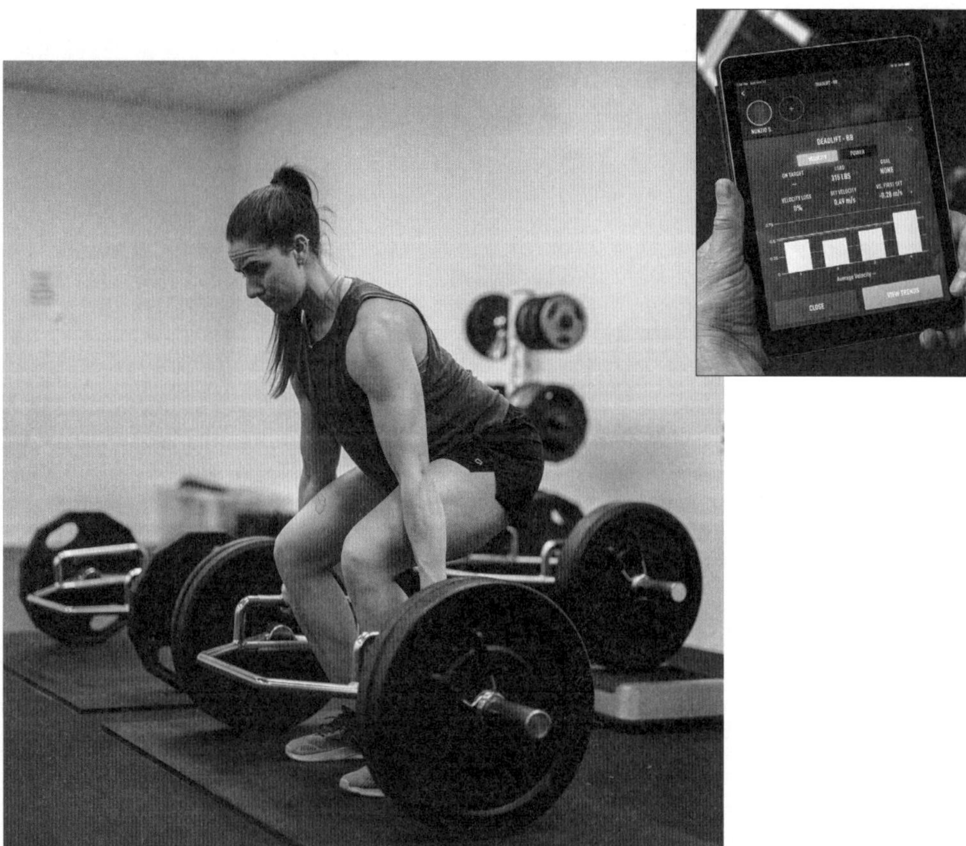

그림 4.2 80~100% 1RM에서 데드리프트를 이용한 절대적 근력 존 훈련

절대적 근력은 빠르게 모든 자극이 가해지는 기초가 되지만, 이 능력만 발달시켜서는 안 된다. 모든 선수들, 특히 젊은 선수들은 절대적 근력부터 시작해야 하지만, 스피드와 탄성을 위한 훈련을 최우선으로 해야 하는 경우 트레이닝을 해도 결과에서 유의미한 차이가 나타나지 않은 지점이 있다.

■ 운동

스쿼트, 데드리프트 또는 벤치 프레스와 같은 복합 운동(한 번에 여러 관절을 사용하는 운동)은 바람직한 자세를 유지하면서 무거운 부하에서 운동능력을 발휘할 수 있는 능력 때문에 이 존에서 가장 효과가 좋다.

■ 프로토콜

운동 횟수	2~3회
세트	4~8회
반복 횟수	1~4회
총 반복 횟수	15~30회(신체 기관마다)
강도	80% 1RM 초과
휴식	3~5분 또는 필요 시

■ 연중 시기

비시즌 초반부터 중반까지

가속적 근력 존

가속적 근력 존(0.50~0.75m/s)은 가속적 근력(또는 준최대 근력, 다음 장에서 설명)으로 알려져 있고, 적정 스피드로 적당히 무거운 부하를 움직이는 것으로 설명된다(그림 4.3 참조). 보통 이 존은 하중이 약 0.65~0.75m/s 또는 1RM의 60~65% 사이인 경우 선수의 힘이 최대로 출력되는 곳이다. 왜냐하면 우리는 여전히 근력 적응을 생성할 만큼 무거운 부하를 사용하지만, 선수에게는 힘 방정식(힘=질량×가속도)의 가속도 측면을 향상시키면서 빠르게 자신의 몸과 바를 움직일 수 있을 정도로 가볍기 때문이다. 이 가속적 근력 존은 많은 훈련 적응을 도와 핵심적인 역할을 하며, III단계(9장 참조)뿐 아니라 IV단계(제10장 참조)에서도 절대적 근력과 함께 사용되어 젖산을 생성하지 않는 단기간 무산소성 파워alactic power를 훈련하고 시즌이 진행되면서 시합 기간(시즌 중) 내내 근력과 파워를 모두 유지시킨다(가속적 근력 존과 훈련 단계들은 제III부에서 자세히 설명).

바 또는 몸을 더 빠르게 움직일 수 있으면 더 빠른 시간 요소가 사용되므로 선수는 더 무

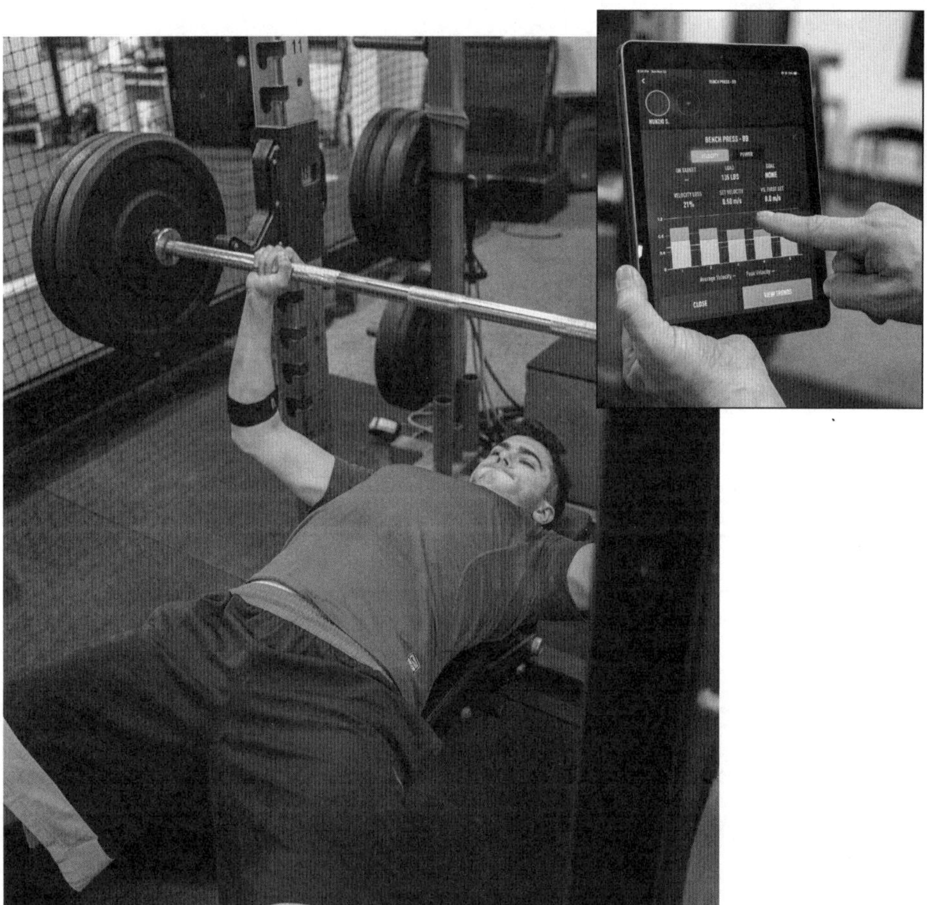

그림 4.3 60~80% 1RM에서 벤치 프레스로 가속적 근력 존 훈련

거운 부하에서 더욱 최대 힘을 생성할 수 있다. 시즌 도중에는 이것이 가장 빠르게 감소하고 (7~10일) 유지되어야 하는 특성이 된다. 이 존은 내가 일반적으로 선수에게 훈련을 시작하기 좋아하는 곳이다. 왜냐하면 우리는 기본적으로 각기 다른 근육과 여러 근육들 내에서 조정되어 특정 움직임을 수행하도록 하는 근육 간 협응력intermuscular coordination에 초점을 맞추기 때문이다. 이는 신경계를 준비시키고, 더 가벼운 부하를 사용하여 신경계와 관절에 가해지는 스트레스를 줄여 움직임을 마스터하도록 돕는다. 근육 간 협응력은 더 높은 부하(최대 근력)를 사용할 때 더 큰 효과가 있다.

■ 운동

절대적 근력 존에 사용되는 운동들은 가속적 근력 존에도 사용될 수 있지만, 선수들의 경우 1RM 비율을 더 낮춰 수행한다. 그 목적은 훈련에 더 높은 가속 요소를 추가하기 위해서이다.

■ 프로토콜

운동 횟수	2~3회
세트	4~10회
반복 횟수	3~8회
총 반복 횟수	16~40회(신체 기관마다)
강도	60~80% 1RM
휴식	1~3분 또는 필요 시

■ 연중 시기

비시즌의 초반과 후반 및 시즌 중(유지)

근력-스피드 존 및 스피드-근력 존

스포츠 과학자들과 연구자들은 1RM 비율에 근거해 근력-스피드와 스피드-근력의 차이를 파악할 수 없어, 수년 동안 파워가 필요한 이러한 존들은 명확히 구분되지 않았다(Mann 2016). 따라서 근력-스피드 존과 스피드-근력 존을 훈련할 때, 장비에 속도가 아닌 와트로 최대 파워량을 나타내는 부하를 사용하는 것이 나에게는 적합한 것 같았다. 근섬유 단면적이 더 두꺼운(강성) 선수들은 힘의 출력 잠재력이 더 높지만 이로 인해 희생되는 것도 있다. 조직이 더 두꺼우면 탄성이 적어, 정말 두꺼운 고무 밴드처럼 근육을 늘리기 더 힘들다. 이는 보통 근력-스피드 속도나 근력-파워 속도와 아주 비슷하다. 수축력(탄성)이 더 우수한 선수들은 보통 더 빠르게 움직이고, 파워의 속도 측면, 즉 스피드-근력이나 스피드-파워에서 더 편안하게 훈련한다(그림 4.4 참조). 하지만, 근육 단면적이 더 작은 선수들은 더 두껍고 단단한 선수들보다 근력 생성 능력이 제한적이므로, 무거운 부하를 견디며 바로 서 있기가 더 힘들다. 이러한 두 가지 유형의 선수들의 특성은 그림 4.4를 참조한다.

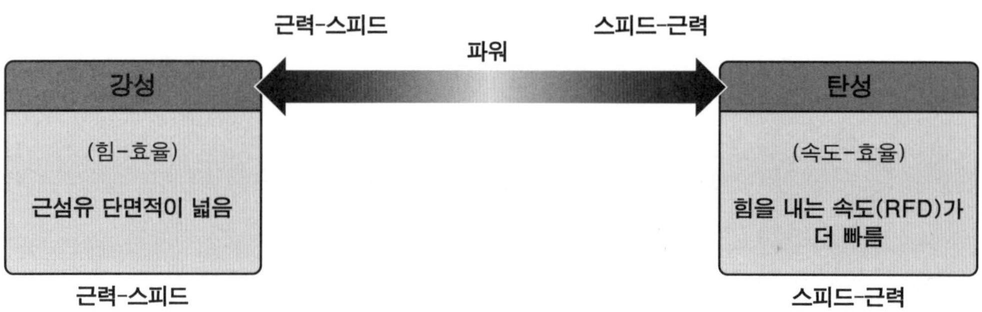

그림 4.4 조직이 단단한 선수와 조직 탄성이 우수한 선수 간 특성 차이

또한 파워 훈련을 할 때 속도 손실velocity loss을 고려하는 것도 중요하다. 세트마다 속도 손실이 10~15% 이상이 되면, 선수는 더 이상 파워 훈련이 되지 않아 부하를 낮춰 트레이닝해야 한다(6장 참조). 이제 VBT를 통해, 이 두 가지를 더 잘 구분하기 위해 속도뿐 아니라 파워 출력도 모니터링할 수 있고, 선수가 운동을 더 잘 수행할 수 있는 지점, 즉 파워의 힘 측면(근력-파워) 또는 파워의 속도 측면(스피드-파워)을 토대로 적절한 트레이닝 방법을 처방할 수 있다(힘-속도 프로파일은 9장에서 자세히 다룰 것이다).

근력-스피드 존

힘은 우리를 움직이게 하는 것이므로, 적절한 힘을 생성하지 못하면 최적의 파워를 만들지 못한다. 근력-스피드는 적당히 무거운 부하를 가능한 빨리 움직이는 것이다. 근력-스피드 존(0.75~1.0m/s)은 이 곡선에서 파워의 '힘 측면'에 있고 이를 훈련한다. 근력-스피드 존은 힘을 내는 속도(RFD)를 최대한 생성함으로써 더욱더 힘-효율적 훈련을 하고자 하는 부분이

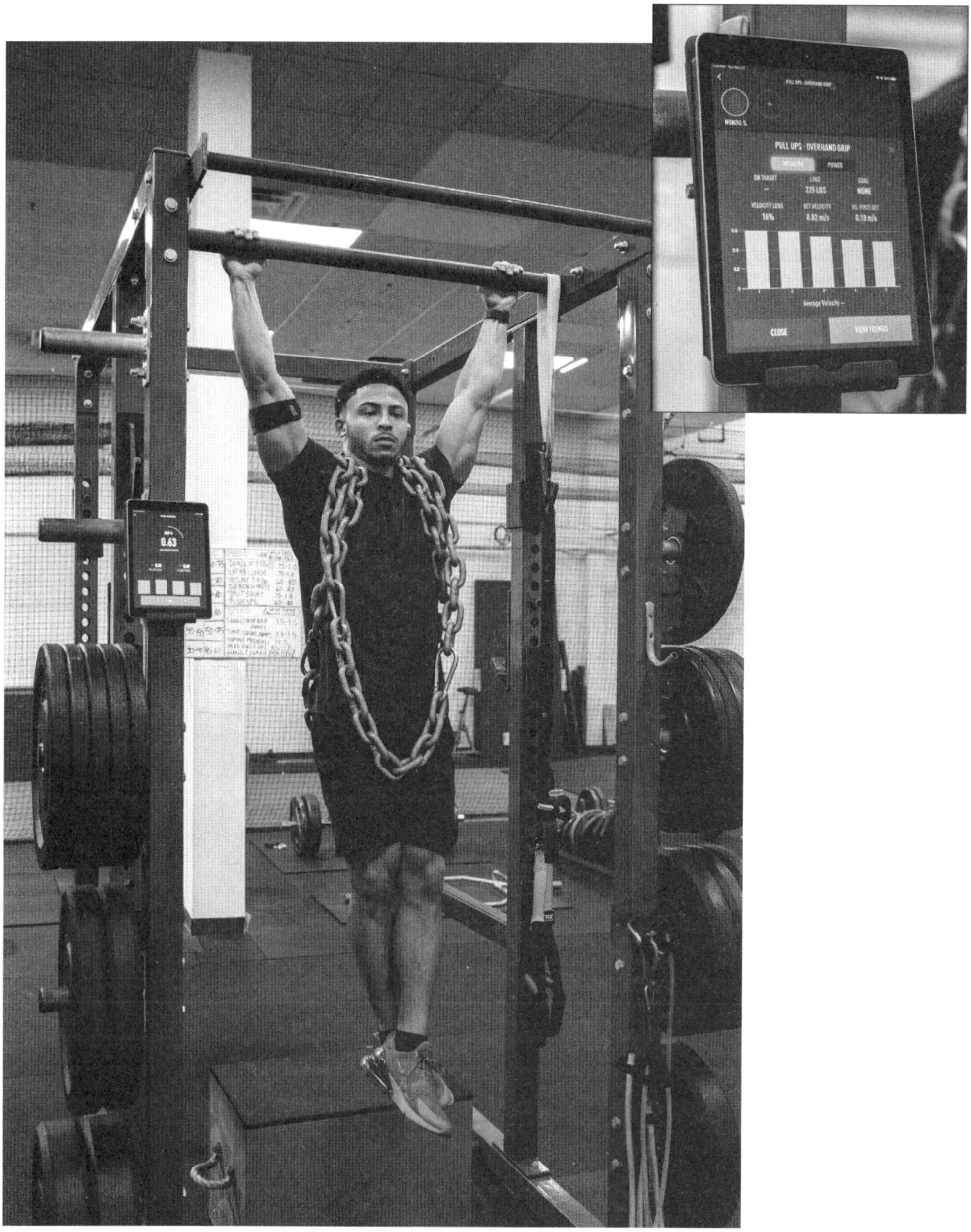

그림 4.5 1RM 40~60%에서 풀업으로 근력-스피드 존 내 훈련

다(그림 4.5 참조). 이 존의 프로토콜(부하)에서는 거의 최대 수준부터 적정 수준까지의 근 수축이 필요하고 RFD(속도)는 두 번째로 강조한다.

그러나 중요한 것은 근력-스피드는 보통 저항과 트레이닝의 도움을 받기 위해 밴드를 사용해야 한다는 점이다. 밴드 '저항'은 더 가벼운 부하를 들어올리는 것과 관련된 감속 요소를 상당히 낮추므로, 속도를 효율적으로 사용해야 하는 선수들은 더 오랜 시간 동안 가속할 수 있고 더 많은 힘을 출력할 수 있다. 밴드 '보조' 훈련은 힘을 효율적으로 사용해야 하는 선수들에게 근육 수축성을 향상시킨다(2장의 가속 및 감속 검토).

■ 운동

웨이티드 점프, 밴드 보조 벤치 프레스 또는 밴드 저항 벤치 프레스, 데드리프트, 스쿼트

■ 프로토콜

운동 횟수	1~2회
세트	4~10회
반복 횟수	3~5회(속도나 파워 손실을 토대로 파워 출력이 세트마다 10~15% 이하로 유지되도록 하는 최대 반복 횟수 사용)
총 반복 횟수	18~36회(신체 기관마다)
강도	40~60% 1RM 또는 최대 파워가 와트로 표시되는 경우마다
휴식	개별 스포츠에 도움이 되는 운동·휴식 비율에 따라

■ 연중 시기

비시즌 후반 또는 시즌 전

스피드-근력 존

어떤 선수들은 파워의 근력에 집중하여 훈련하지만, 어떤 선수들은 파워의 속도 측면을 더 훈련한다. 다음 장에서 언급하겠지만, 스피드-근력 또는 속도-파워는 더 가벼운 하중을 가능한 빠르게 움직이는 것으로 설명된다. 스피드-근력 존(1.0~1.3m/s)의 프로토콜은 힘을 내는 속도(RFD) 또는 속도가 힘보다 우선하여 부하를 본질적으로 이차적인 것으로 만든다(그림 4.6 참조). 이 존에서 가장 중점을 두는 것은 속도이고, 최대한 파워를 생성함에 있어 속도를 효율적으로 훈련하고자 하는 부분이다.

또한 스피드-근력은 보통 밴드와 같이 저항이나 보조 수단을 이용해야 한다는 점도 기억해야 한다. 밴드 저항은 더 가벼운 부하를 들어올리는 것과 관련된 감속 요소를 상당히 제

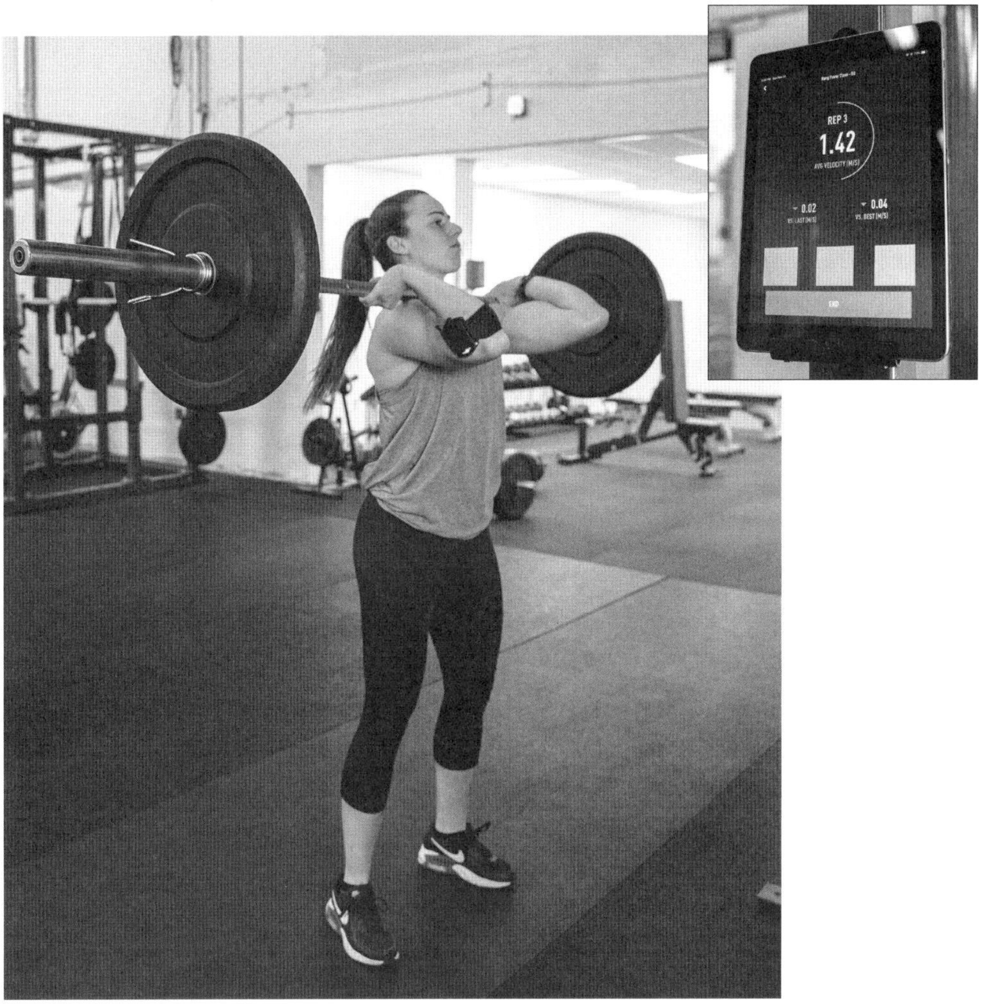

그림 4.6 1RM 20~40%에서 행 클린으로 스피드-근력 존 내 훈련

거하는 데 사용될 수 있다. 이를 통해 더 속도의 효율성을 필요로 하는 선수는 더 오랜 시간 동안 속도를 낼 수 있고 더 많은 힘을 출력하도록 돕는다. 반면, 밴드 보조는 힘의 효율성을 필요로 하는 선수에게는 근육 수축성을 돕고 향상시키는 데 사용될 수 있다(2장의 가속 및 감속 검토).

■ 운동

역도 운동, 근력-스피드에 사용되는 것보다 가벼운 부하로 웨이티드 점프, 메디신 볼 던지기, 다양한 형태의 플라이오메트릭 운동

■ 프로토콜

운동 횟수	1~2회
세트	4~10회
반복 횟수	3~5회(속도나 파워 손실을 토대로 파워 출력이 세트마다 10% 미만으로 유지되도록 하는 최대 반복 횟수 사용)
총 반복 횟수	25~45회(신체 기관마다)
강도	20~40% 1RM 또는 최대 파워가 와트로 표시되는 경우마다
휴식	개별 스포츠에 도움이 되는 운동·휴식 비율에 따라

앞서 언급했듯이, 속도를 위해, 나는 무게가 공중으로 높이 들어올려지기 전에 힘이 짧은 순간 동안만(세컨드 풀 때까지) 바에 전달되기 때문에 본질적으로 탄도성ballistic 운동인 행 클린과 스내치와 같은 역도 운동을 포함시키고 싶었다. 그 결과, 이러한 유형의 운동은 보통 최대 구심성 속도concentric velocity를 사용해 계산되고(2장 참조) 이러한 부분은 일반적 범위에는 해당되지 않는다. 평균 속도를 사용하여 탄도성 움직임을 계산하면 부정확한 수치가 나온다. 무게를 드는 사람은 반복 횟수를 계속하여 밀어붙이지 않기 때문에 감속 단계가 없다.

역도 운동의 경우, 신장과 같은 다른 변수를 고려해야 한다. 선수의 키가 클수록 레버 암이 더 길다. 그리고 더 장시간 힘을 발휘하는 능력(즉, '거리')과 더 빠른 속도를 내는 능력이 모두 향상된다. 이는 앞선 장에서 논한 상체 리프트와 하체 리프트 간 스피드의 차이와 다르지 않다. 이 척도는 여러 선수들을 그룹 환경에서 훈련시킬 때 고려하는 것이 중요하다. 키가 더 큰 선수가 더 먼 거리를 키가 더 작은 선수들과 동일한 느린 템포로 당기려 하면, 오버 트레이닝이 될 가능성이 높다

다음 표는 내가 지난 몇 년간 훈련해 온 선수의 신장에 근거한 두 가지 역도 운동(스내치와 행 클린)의 속도 범위를 보여 준다. 나는 키를 미터에서 피트와 인치로 전환해 표시했다.

역도 운동	선수 신장	속도(m/s)
스내치	5′0″~ 5′2″	1.6
	5′4″~ 5′6″	1.85
	5′7″~ 5′10″	2.1
	5′11″~ 6′1″	2.3
	6′2″~ 6′4″	2.5
	6′4″ 초과	2.7
행 클린	5′0″~ 5′2″	1.55
	5′3″~ 5′6″	1.62
	5′7″~ 6′0″	1.7
	6′1″~ 6′4″	1.85
	6′4″ 초과	2.0

Calculations are based on information supplied by Dr. Bryan Mann.

■ 연중 시기

비시즌 후반 또는 시즌 전

스타팅 근력(스피드) 존

스타팅 근력(스피드) 존은(1.3m/s 이상)은 둔근을 이용해 엉덩이를 밀며 투구를 시작하는 투수나 미식축구에서 '정해진' 포지션에서 나오는 러닝백과 같이, 정지 상태에서 관성을 극복하는 능력으로 설명하는 것이 가장 좋고, 보통 던지기, 전력질주 또는 빠른 SSC 플라이오메트릭 운동과 관련이 있다(그림 4.7 참조). 많은 근력 및 컨디셔닝 코치들은 데드리프트와 같은 리프팅 운동이 코어 리프팅 운동이 초기 근력(스피드)을 향상시키는 데 도움이 될 것이라고 오해하는 경우가 많다. 이러한 코어 리프팅 운동은 절대적 근력을 더 잘 훈련하도록 고안되었다.

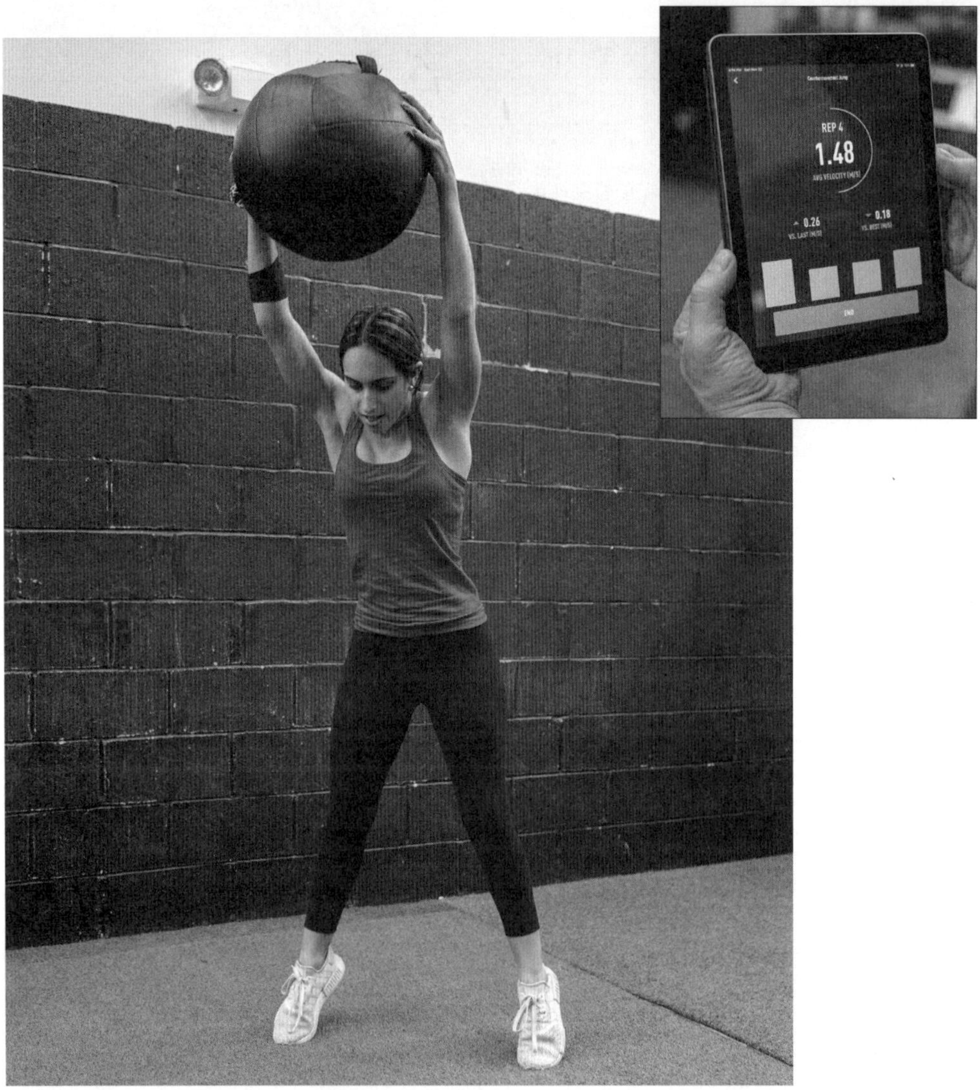

그림 4.7 1RM 20%에서 메디신 볼 던지기를 이용한 스타팅 근력(속도) 존 내 훈련

■ 운동

메디신 볼 던지기, 웨이티드 베스트, 볼, 투창, 원반(트랙과 필드), 로프와 같은 웨이티드 기구를 사용하는 운동

■ 프로토콜

운동 횟수	2~3회
세트	4~8회
반복 횟수	5~12회(속도 또는 파워 손실을 토대로 파워 출력이 세트마다 5~10% 미만으로 유지되도록 하는 최대 반복 횟수를 사용)
총 반복 횟수	40~84회(신체 기관마다)
강도	체중 간(추가 하중 없음) 및 20% 또는 최대 파워가 와트로 표시되는 경우마다
휴식	파워 출력이 세트마다 10% 이내로 유지되기에 충분할 만큼

■ 연중 시기

시즌 전

그림 4.8은 선수 훈련에 사용된 여러 유형의 근력뿐 아니라 훈련할 때 곡선의 어떤 부분을 사용해야 하는지 요약해 보여 준다. 가속적 근력은 포함되지 않았지만, 최대(절대적) 근력과 근력-스피드 사이에 해당될 것이다. 우리가 기대하는 적응을 위해 올바른 유형의 근력을 처방하려면 힘-속도 곡선에서 어디에 위치하는지 이해하는 것이 중요하다.

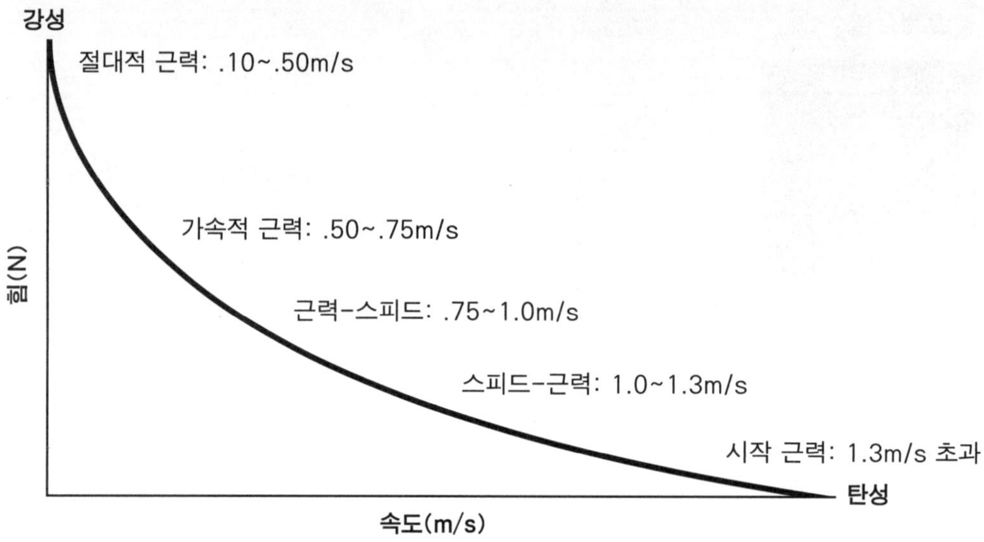

그림 4.8 근력 유형과 힘-속도 곡선

스포츠의 종목과 연중 시기에 따라 선수마다 다른 유형의 근력이 필요하다. VBT를 사용하면 선수들에게 필요한 것이 절대적 근력이든, 가속적 근력이든, 스피드-근력(파워)이든, 간단히 표준 1RM 비율을 사용하여 이러한 근력을 더 정확히 찾아낼 수 있다. 이를 통해 코치와 선수 모두 S.A.I.D 원리를 사용하고 특정 훈련에서 그들이 훈련하는 특이적 적응을 목표로 삼을 수 있다.

CHAPTER

5

최대 반복 횟수(1RM) 계산하기

이 장에서는 VBT를 이용한 1RM 계산법에 대해 논하고, 부하 프로파일링load profiling이라고도 알려진 힘-속도 프로파일링이 무엇인지와 이것이 훈련과 어떤 관련이 있는지 설명한다. 그리고 선수의 진정한 1RM을 계산하기 전에 힘-속도 프로파일을 생성하기 위한 단계별 과정을 살펴볼 것이다. 또한 평균 속도 임계값이나 RTF(반복-실패) 검사도 다룰 것이다.

1RM 검사의 중요성

1RM은 사람이 반복운동 1회에 들어올릴 수 있는 최대 중량이다(그림 5.1 참조). 수년 동안, 1RM은 운동 시 최대 근력과 원하는 부하의 상한선을 결정할 때 사용되는 업계 표준이었다(즉, 특이훈련 적응을 구할 때 1RM 비율). 1RM은 프로그램을 계획할 때 바람직한 도구이자 진정한 운동선수의 리프팅 프로토콜에서 근력 향상을 위한 훌륭한 표지이기도 하다.

모든 운동은 1RM이 각기 다르기 때문에 선수의 훈련 프로그램의 각 운동마다 검사를 해야 한다. 예를 들면 백 스쿼트에 300파운드(136kg) 1RM과 벤치 프레스에 220파운드(100kg) 1RM이 기록된 선수의 경우, 이 1RM 비율에 근거한 절대적 근력과 가속적 근력의 운동량은 다음과 같이 보일 것이다.

백 스쿼트

운동 중량과 절대적 근력:

300파운드(부하)×0.85(비율)

=255파운드(136kg×0.85=116kg)

운동 중량과 가속적 근력:

300파운드(부하)×0.60(비율)

=180파운드(136kg×0.60=82kg)

벤치 프레스

운동 중량과 절대적 근력:

220파운드(부하)×0.90(비율)

=198파운드(100kg×0.90=90kg)

운동 중량과 가속적 근력:

220파운드(부하)×0.75(비율)

=165파운드(100kg×0.75=75kg)

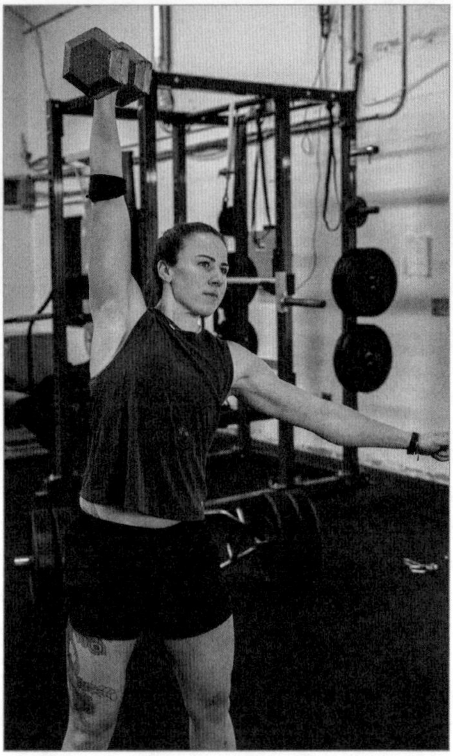

그림 5.1 가속도계(또는 LPT)는 VBT를 사용하여 1RM을 계산하는 데 사용될 수 있다. 단, 검사 및 재평가 시 동일한 장비를 사용하도록 한다.

부하-속도 관계

최근 한 연구에 따르면 속도와 해당 1RM 비율은 밀접한 관계가 있다고 한다(Jidovtseff et al., 2009). 또 다른 연구에 따르면, 이 평균 비율이 평균 속도와 진정한 1RM 사이에 0.00~0.01m/s 차이가 있고, 이는 1RM의 비율과 해당 속도 사이에 거의 완벽한 연관성이 있다는 것을 나타낸다(Gonzalez-Badillo and Sanchez-Medina, 2010). 나는 이러한 최근 정보가 1RM 계산 시 VBT 사용의 신뢰도 측면에서 많은 근거를 약화시켰다고 생각한다. 4장의 표 4.1을 떠올려 보면, 속도 스피드가 1RM과 어떻게 연관성을 갖는지 보여 준다. 표 5.1에서도 VBT가 부하-속도 관계에 어떻게 작용하는지 보여 준다. VBT로 1RM을 계산할 때 부하가 증가하면 움직임 속도는 감소한다.

VBT로 1RM을 계산할 때 부하가 증가하면 움직임 속도는 감소한다.

표 5.1 속도-1RM의 연관성

속도(m/s)	예상 1RM과의 관계
0.12~0.25	95~100%
0.25~0.50	80~95%
0.50~0.75	60~80%
0.75~1.0	40~60%
1.0~1.3	20~40%

표 5.2는 동일한 300파운드(136kg)에 대해 VBT를 사용할 때 부하 비율에 해당되는 근사치 속도를 보여 준다. VBT 수치는 선수마다 약간씩 다르므로 이것은 근사치임을 기억해야 한다. 그리고 이전에 논한 특수 근력 존에 근거한 범위가 포함되어 있다(4장 그림 4.1 참조).

표 5.2 300파운드(136kg) 1RM에 대한 부하-속도 관계의 예

부하	비율(1RM)	운동 중량	VBT 속도(m/s)
300lb(136kg)	300×0.85(136×0.85)	255lb(116kg)	0.40~0.50
300lb(136kg)	300×0.60(136×0.60)	180lb(82kg)	0.65~0.75

1RM 검사 방법

3장을 기억해 보면, LPT와 가속도계 모두 1RM을 계산하는 데 사용될 수 있다. 나는 여러 검사와 재평가 시 각 장비의 일관성을 유지하기 위해 이 두 가지를 매일 사용한다. 가속도계의 알고리즘은 측정치를 다소 왜곡할 수 있고 가속도계마다 신뢰도가 다르다. 그래서 전체 검사 과정 내내 측정 방법을 동일하게 유지하도록 한다.

VBT를 사용한 1RM 검사 및 계산 방법은 많다. 그러나 이 글의 목적에 맞게 내가 1RM 계산에 사용하는 두 가지 방법, 즉 속도 프로파일과 RTF 검사를 소개하고자 한다. 여러분이 어떤 방법을 사용하든 다음 사항들을 유념해야 한다.

- 속도는 부하가 가벼울수록 일관되지 않고 안정적이지 않다. 부하가 무거울수록 1RM은 더 정확하게 예측할 수 있다. 부하가 가벼울수록(60% 1RM 이하) 속도는 안정적이지 않다. 움직임이 더 빨라지면 움직임을 더 감속시켜야 하기 때문이다. 따라서 이 상황에는 오직 가속 단계만 측정하는 평균 추진 속도mean propulsive velocity가 더 적합한 척도이다.

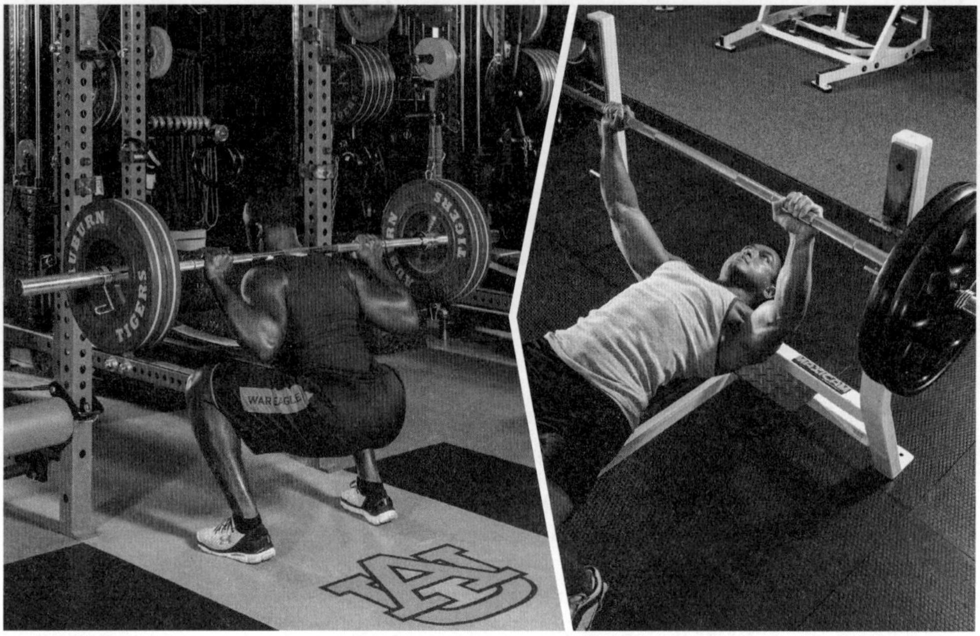

모든 운동은 1RM이 각기 달라, 선수의 훈련 프로그램 내 각 운동에 대해 검사를 해야 한다.
© Human Kinetics

- 각 장비는 다른 방식으로 속도를 측정한다. 장비마다 약간 다르게 계산할 수 있다. 이것은 문제가 되지 않는다. 하지만, 장비를 일관되게 사용하고 재평가할 때 측정 프로토콜을 일관되게 유지하는 것이 중요하다.

속도 프로파일

선수의 여러 1RM 비율에서 속도를 기록하면 특정 선수에게 더 맞춘 수치를 생성할 수 있다. 속도 프로파일에는 다양한 1RM 비율에서 움직이는 부하의 속도가 기록된다. 속도 프로파일의 장점은 일단 여러분의 어떤 1RM 비율의 속도를 도출하면 이 속도를 이 비율 대신 사용할 수 있다는 점이다. 예를 들면 내가 0.60m/s에서 1RM의 75%를 움직이면, 이제 75% 대신에 0.60m/s를 나의 부하 강도로 사용할 수 있다. 더 중요한 것은, 앞서 언급했듯이, 1RM이 매일 18%까지 변동할 수 있어 속도를 사용할 때 이러한 변화를 고려해야 하고, 해당 일에 훈련을 과도하게 하거나 부족하지 않도록 해야 한다는 점이다. 그리고 선수의 동향을 모니터링하는 것도 당연히 중요하다.

속도 프로파일에는 다양한 1RM 비율에서 움직이는 부하의 속도가 기록된다.

근력은 선수마다 다를 수 있지만 해당 속도는 그렇지 않다는 점

표 5.3 스쿼트 1RM이 각기 다른 두 선수 비교

	부하	비율 (60% 1RM)	운동 중량	VBT 속도 (m/s)
선수 1	300lb(126kg)	300×0.60(126)	180lb(76kg)	0.79
선수 2	475lb(215kg)	475×0.60(215)	285lb(129kg)	0.76

도 유념해야 한다(Mann, 2016). 다시 말해, 근력이 상당히 다르고 스쿼트를 할 때 1RM이 완전히 다른 두 명의 선수가 있다고 생각해 보자. 하지만 각 선수가 60% 1RM에서 운동할 때 두 선수 모두 상대적으로 동일한 속도로 당길 것이다(표 5.3 참조).

속도 프로파일링

다음 섹션에서는 나의 선수들에 대한 힘(부하)-속도 프로파일을 만들 때 내가 사용하는 단계별 절차를 설명할 것이다. 여기에서는 백 스쿼트를 예로 사용한다. 그러나 선수의 프로그램에 VBT를 사용하는 모든 운동에 동일한 프로토콜이 적용될 수 있다. 선수는 1RM을 측정하기 위해 다양한 부하를 검사한다. 그다음, 이러한 특정 근력 존을 효과적으로 겨냥하기 위해 1년 내내 특정 비율로 훈련할 때 부하를 계산할 수 있다. 표 5.1에서 주어진 범위를 사용할 수 있지만, 속도 프로파일은 훈련 중인 특정 선수에 딱 맞는 부하를 도출하기에 훨씬 더 정확하다.

프로파일링을 하기 전에, 선수들은 신발을 벗고 액세서리는 모두 제거하고 가벼운 웨이트 셔츠와 톱(또는 스포츠 브라)만 입은 상태에서 체중을 잰다. 체중 측정은 리프트에 정확한 파워 출력을 구하기 위해 장치나 앱에 입력할 기준 체중을 정하는 데 중요하다. 또한 기준 체중은 훈련 과정에서 신체 질량의 진행 과정을 보여주는 좋은 방법이기도 하다. LPT로 지시에 따라 장치를 제로로 맞춰 각도를 조정할 수 있다. 가속도계를 사용하는 경우, 밴드를 팔뚝이나 바 중 해당 기기의 제조사에서 권장하는 곳에 놓는다.

나는 16인치(41cm) 박스를 사용하여 반복 횟수마다 백 스쿼트의 깊이를 동일하게 유지한다. 이는 편심성 하중과 탄성을 약간 없애 주지만, 대부분의 스포츠는 16인치(41cm) 이상 깊은 스트레칭을 사용하지 않는 것 같다. 적절한 경우 더 낮은 박스를 사용해도 된다. 검사에 어떤 것을 사용하든, 선수마다 재평가를 할 때 일관성을 유지해야 한다.

선수의 체중 측정은 기기나 앱에 입력할 기준 체중을 정하는 데 중요하다. 이를 통해 리프트의 정확한 파워 출력을 확인할 수 있고 훈련 과정에서 인바디 질량의 진행 과정을 볼 수 있다.

일반적인 짧은 웜업은 혈액 순환을 돕고 체온을 높여 준다. 그리고 더 구체적인 웜업을 수행하면 신체가 검사할 운동에 맞게 준비가 된다. 여기에서는 백 스쿼트를 검사하므로, 구체적인 웜업은 속도가 1.0~1.2m/s(약 45~50% 1RM)가 될 때까

지 백 스쿼트를 트리플(반복 횟수 3회) 세트로 수행한다. 그러면 다음과 같이 프로파일이 시작된다.

휴식

세트 간 90초

반복 횟수

- 0.75m/s(약 60% 1RM)가 될 때까지 트리플(반복 횟수 3회)
- 0.50m/s(약 80% 1RM)가 될 때까지 더블(반복 횟수 2회)
- 실패(100% 1RM)할 때까지 싱글(반복 횟수 1회)

일반적으로 세트마다 0.05m/s에서 0.07m/s 이내까지 증강에 대해 살펴볼 것이다. 부하가 0.50(80% 1RM)에 도달하면 10~20파운드(5~9kg)씩 증강시켜 들어올리는 것이 좋은 방법이다. 그러나 프로파일을 시작할 때 부하가 가벼우면 더 높게 증강시켜야 할 수 있다(때로는 심지어 30~40파운드[14~18kg]를 증강시키고 1.0m/s 전에는 심지어 더 높게 증강시킨다). 모두 선수의 능력에 달려 있다.

리프트의 구심성$_{\text{concentric}}$ 부분만 측정되므로, 안정을 위해 선수가 부하를 너무 빨리 낮추지 않도록 하려면 바 또는 신체의 편안하고 제어 가능한 편심성$_{\text{eccentric}}$ 부분(더 낮춤)을 사

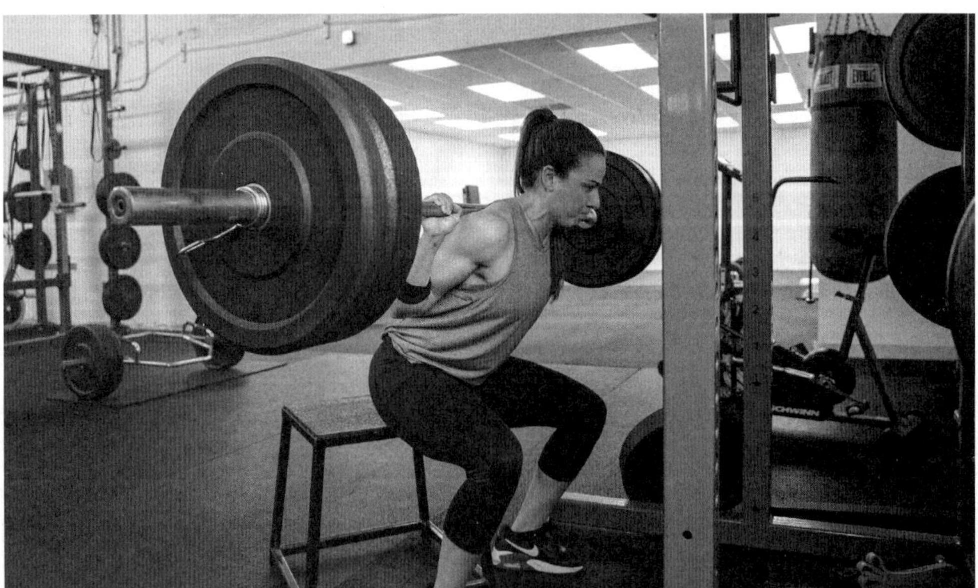

그림 5.2 1RM 검사 시 검사 파라미터를 일관되게 유지하는 것이 핵심이다. 여기에서 16인치(41cm) 박스를 사용하여 반복 횟수마다 깊이를 제어한다.

용하는 것이 중요하다. 특히 부하가 더 높은 수준으로 증가하거나 너무 천천히 움직이면 리프트의 구심성 부분의 활성화에 부정적인 영향을 미치므로 더 그렇다. 백 스쿼트 수행의 예를 보려면 그림 5.2를 참조한다.

중량이 더 가벼운 경우, 여전히 너무 가벼운 부하로 스쿼트 자세 고정 시 추가로 움직임이 더 있을 수 있다(그림 5.3 참조). 이러한 움직임의 부분은 이미 계산되었기 때문에, 최고 속도(PV)를 사용하는 경우 데이터에 영향을 주지 않을 것이다. 하지만, 바가 더 오랫동안 더 많은 힘과 속도를 생성할 수 있게 하므로 평균 속도에 약간의 영향은 줄 것이다. 중량이 더 무거워지면(60% 이상) 그렇지 않을 것이다.

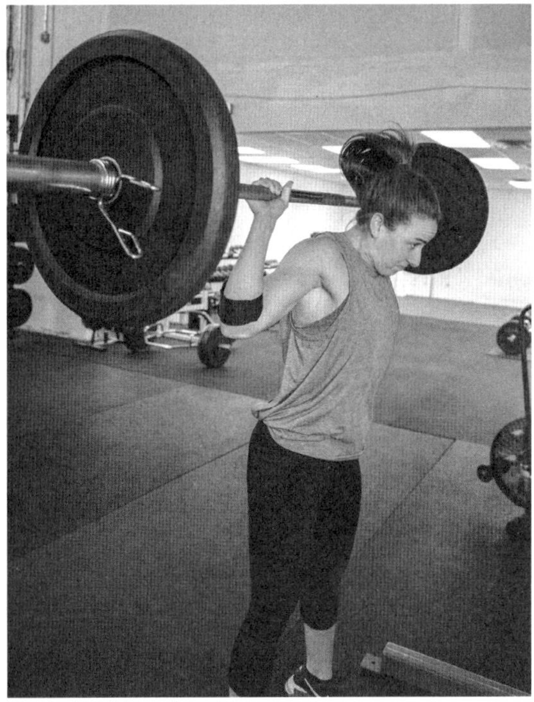

그림 5.3 고정 상태에서 추가로 바가 이동하면 평균 속도 측정 시 정확도가 떨어진다.

힘-속도 프로파일의 샘플

표 5.4는 백 스쿼트 시 1RM이 약 375파운드(170kg)로 키 5피트 11인치와 체중 180파운드의 남성(180cm, 82kg) 하키 선수를 대상으로 수행한 40분 부하-속도 프로파일을 보여 준다. 선수는 훈련 경력이 오래되었기 때문에(리프팅 약 4~5년 경력), 그의 높은 훈련 경력 덕분에 전체 프로파일링을 원활하게 1RM을 도출할 수 있었다. 이제 이 선수에 대한 스피드로만 이 선수의 전체 속도 프로파일을 도출했다. 앞서 말했듯이, 범위를 사용하는 것보다 이 방법이 더 정확하지만, 여러 선수들을 그룹 훈련할 때에는 그렇지 않을 수도 있다.

분명한 것은 1RM에 가까워질수록(보통 0.17m/s와 0.30m/s 사이 어디쯤) 결과가 더 정확해진다는 점이다. 하지만, 훈련 경력이 짧은 초보 선수의 경우, 보통 0.50~.60m/s(약 75~80% 1RM)로 맞춰 여기에서 1RM 추정치의 근사값을 도출한다. 이는 경험이 없는 선수에게 웨이트룸에서 신체적으로나 심리적으로 실패감을 느끼게 하는 것보다 훨씬 나은 위험과 보상 효과를 제공한다. 예를 들면 약 300파운드(136kg) 1RM은 다음과 같을 것이다.

240Ib(109kg) 백 스쿼트 0.50(80%)=300Ib 약 1RM

(300Ib[139kg]×0.80=240Ib[109kg])

표 5.4 약 375파운드(170kg) 1RM의 아이스하키 선수의 샘플 속도 프로파일

	부하	VBT 속도(m/s)
웜업	95lb(43kg)	1.32
	110lb(50kg)	1.26
	150lb(68kg)	1.15
트리플: 근력-스피드(40~70% 1RM)	170lb(77kg)	1.03
	175lb(79kg)	0.97
	185lb(84kg)	0.87
	195lb(88kg)	0.81
	205lb(93kg)	0.78
더블: 가속적 근력(60~80% 1RM)	225lb(102kg)	0.75
	245lb(111kg)	0.70
	265lb(120kg)	0.64
	280lb(127kg)	0.59
	300lb(136kg)	0.54
싱글: 최대 근력(80~100% 1RM)	315lb(143kg)	0.48
	330lb(150kg)	0.42
	345lb(156kg)	0.32
	355lb(161kg)	0.27
	365lb(166kg)	0.24
	375lb(170kg)	0.21(마지막 반복 횟수 100% 1RM)

반복-실패(RTF) 검사

시간 제약(그룹 훈련과 같이)이 문제이거나 프로파일 없이 1RM 속도를 얻고 싶은 경우, 선수를 반복-실패(RTF) 검사로 알려진 방법으로 검사하여 이 선수의 최소 속도 임계값(MVT)을 확인할 것이다. MVT는 한 세트의 마지막으로 성공한 반복 횟수에서 생성된 평균 단축 속도(MCV)이고 1RM에 대한 속도를 구하는 또 다른 방법이다. 이는 1RM 자체의 속도이거나 RTF 검사 시 마지막으로 성공한 반복 횟수에서 도출된 속도일 수 있다.

RTF 검사는 마치 부하-속도 프로파일을 수행하는 것처럼 시작한다. 단, 선수가 약 0.65m/s의 속도 또는 약 70% 1RM으로 측정되면 중단한다. 그리고 이 선수에게 다음 세트를 실패지점까지 진행한다(가능한 많은 반복 횟수). RTF 검사의 경우, 다른 훈련자들이 보통 사용하는 1RM의 60% 대신 1RM 70%를 사용할 것이다. 왜냐하면 전통적인 1RM보다 부하가 더 가벼우면 관절에 응력이 덜 가해질 수 있기 때문이다. 그러나 1RM 60%에서만큼 많은

반복 횟수를 수행해서는 안 된다. 이는 피로로 인해 실패하지 않도록 하는 데 도움이 된다. 한 연구에 따르면 진정한 1RM에서의 실패와 RTF 검사 결과 MVT는 모두 거의 동일한 속도를 보였다(Izquierdo et al, 2006). 표 5.5에서는 이전에 전체 속도 프로파일의 대상이었던 동일한 하키 선수를 이용하여 이 선수의 진정한 1RM 속도와 RTF를 사용해 추정한 1RM을 비교한다.

표 5.5 실제 1RM 및 RTF 검사의 속도 측정값을 375파운드(170kg)의 추정 1RM과 비교

방법	반복 횟수당 부하	1RM 속도(m/s)
속도 프로파일(진정한 1RM)	375lb(175kg)×1	0.021
RFT(최소 속도 임계값)	265lb(120kg)(실패까지)	0.023

선수들을 1년 내내 훈련시키는 것은 움직이는 목표물을 맞추려는 것과 같을 수 있다. 필드 내 · 외에서 시즌 기간과 비시즌 기간 사이에 발생할 수 있는 다양한 상황 때문에 선수마다 각기 다른 시기에 각기 다른 특성의 훈련이 필요하다. 그래서 속도 프로파일링은 모든 선수나 코치에게 매우 중요한 툴이다. 프로파일링을 수행하고 VBT를 사용해 선수들에게 맞춤형 데이터를 제공하면, 매일의 변동 사항을 고려하고 선수들에게 각 스포츠에서 최대한 성공의 기회를 주면서 더 빨리 이러한 적응adaptations을 정확히 찾아내는 데 도움이 된다. 그리고 사용하는 LPT 또는 가속도계가 매번 일관되고 신뢰할 수 있는 정보를 제공하도록 해야 한다는 것을 기억해야 한다.

CHAPTER 6

자가 조절과 속도 손실의 사용

이 장에서는 자가 조절autoregulation 사용의 개념과 원리를 살펴보고, VBT를 이용한 회복과 피로 모니터링을 통해 각 세션을 극대화하여 과도한 훈련과 훈련 부족을 피하는 데 도움이 되는 방법을 알아본다. 또한 파워뿐 아니라 일일 중추신경계(CNS) 준비도를 시험하는 간단한 검사를 훈련할 때 속도 손실을 사용하여 각기 다른 훈련에 적응하는 다양한 방법을 살펴본다.

피로와 자가 조절 정의

운동 중 경험하는 피로는 '주어진 운동 강도를 유지할 수 없는 능력으로 정의되고 활동의 성격(강도와 지속 시간), 선수의 훈련 현황, 현재 환경 조건에 따라 달라질 수 있다'(Brooks et al., 2004).

중추신경계는 뇌와 척수로 구성된다(그림 6.1 참조). 체신경계와 중추신경계 사이에는 감각 신호와 운동 신호가 전송된다. 이러한 운동 신호를 효율적으로 전달해야 최적의 운동능력과 효율적인 기술을 발휘할 수 있다. 유명 코치 찰리 프랜시스(Charlie Francis, 1982)는 중추신경계를 '신경 신호와 운동 신경로의 최적의 송신기'라고 정의한다.

찰리 프랜시스는 중추신경계 피로를 '중추신경계 자극(근섬유 수축에 필요)이 무력해지는 정도까지 증가되는 고강도 운동의 부산물'이라고 설명한다. 중추신경계 피로에 관한 대부분의 연구는 운동신경이 우수한 선수의 스

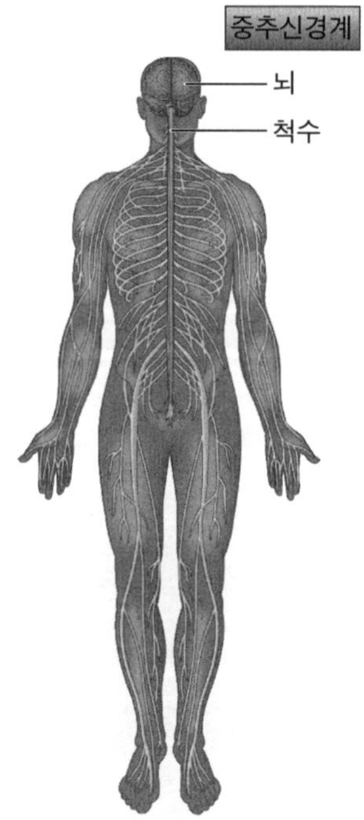

그림 6.1 중추신경계: 뇌부터 근골격계까지 최적의 송신기

피드와 파워를 훈련할 때 중추신경계 기능을 검사하기보다 지구력 운동을 이용해 수행되었다. 찰리 프랜시스에 따르면, 폭발적 힘을 내는 선수들에서 기능 저하를 유발하는 원인은 다음과 같다고 한다.

- 훈련 사이클에서 너무 빈번하게 발생하는 고강도 운동
- 단일 훈련 세션에서 너무 많은 고강도 운동량
- 피로가 여전히 남아 있는데도 훈련 프로그램에 고강도 훈련을 너무 빠르게 도입하는 경우

훈련을 할 때, 훈련으로 인한 스트레스만이 아니라 이러한 스트레스나 피로로 인한 준비도의 변화뿐 아니라 다른 모든 스트레스 요인까지 고려해야 한다. 한스 셀리에Hans Selye는 자신의 저서 『The Stress of Life』(1956)에서 "모든 스트레스 요인은 동일한 곳에서 나온다"고 주장한다. 그래서 시합이든, 웨이트 트레이닝이든, 학교에서든, 관계에서든, 밤늦게까지 노는 일이든, 스트레스는 다양한 모니터링이 필요하고 이에 따라 훈련이 조정되어야 한다. 이는 자가 조절이라고도 알려져 있고, VBT를 사용하는 가장 큰 이유 중 하나이다.

선수의 훈련 프로그램에 왕복 달리기와 같은 고강도 운동을 너무 자주 또는 너무 일찍 도입하면 중추신경계 출력이 상당히 감소될 수 있다.

과거에는 저항-훈련 강도를 선수의 1RM 비율에서 도출했다. 그러나 최근에 수행된 연구에 따르면, 부하-속도와 예측된 1RM 사이의 관계에서 거의 완벽한 상관관계(r=0.95)가 관찰되었다(Jidovtseff et al., 2011). 이는 전통적인 백분율 기반의 1RM보다 VBT가 신뢰도 높고 더욱 편리한 대안임을 보여 준다. 이를 통해 코치와 선수는 모두 선수의 1RM 비율과 같이 이미 구축된 저항 훈련 변수를 특정 움직임 속도와 매칭할 수 있다. 이렇게 하면, 신경과 근육의 피로감이 시작되는 시점을 객관적으로 파악하여 훈련 준비도를 측정할 수 있다.

매일의 스트레스 요인에 근거한 또 다른 연구에 따르면, 선수의 1RM은 매일 ±18%까지 변할 수 있다(Flanagan and Jovanovic, 2014). 나는 수년 동안 전통적인 백분율 기반 1RM 프로토콜을 사용해 왔고 여전히 가끔 사용하지만, 부하가 아닌 속도를 모니터링할 때 사용하기 편리하고 매일의 피로를 고려할 수 있음을 직접 경험했다. 여러 세트나 반복 횟수 과정에서 속도 하락은 근육 긴장이나 분해의 양을 나타낼 수 있다. 이는 특히 그룹 훈련 시 몇몇 선수의 피로도를 모니터링할 때 유용하다.

훈련할 때 훈련으로 인한 스트레스만이 아니라 이러한 스트레스나 피로로 인한 준비도의 변화뿐만 아니라 다른 모든 스트레스 요인까지 고려해야 한다.

자가 조절을 이용하면 선수가 '그날' 자신의 준비도에 적합한 부하를 사용해 훈련할 수 있다. 즉, 훈련 프로그램 과정에서 근력 증감에도 불구하고, 특정 속도와 상관 있는 1RM 비율은 변하지 않는다(Sanchez-Medina and Gonalez-Badillo, 2011). 다시

말해, 0.62m/s에서 70% 1RM을 움직이면, 이 속도는 근력 증감에 상관없이 항상 70% 1RM과 관련이 있다.

이 점을 자세히 설명하기 위해, 표 6.1에 최초 검사 중에 스플리트 스쿼트에 285파운드(129kg) 1RM의 프로파일을 지닌 선수에 대해 세 가지 운동을 자세히 설명했다. 첫 번째 운동에서는, 선수가 0.62m/s에서 200파운드(91kg)를 움직인다. 이는 약 70% 1RM(286파운드[129kg]×0.70=200파운드[91kg])이다. 다음 운동에서는, 선수가 수면 부족이나 탈수와 같은 외부 스트레스 요인의 영향을 받은 듯하고, 0.62m/s에서 175파운드(79kg)를 움직인다. 이는 여전히 이 '특정 일'에 대한 70% 1RM이다. 이는 현재 250파운드(113kg) 1RM(250파운드[113kg]×0.70=175파운드[79kg])과 같고, 남은 스트레스와 누적된 피로로 선수의 1RM이 12% '하락'했음을 나타낸다. 간단히 1일 차의 수치를 살펴보면 부상 위험이 증가할 수 있다. 그래서 그날 밤 숙면을 취하고 다음 날 빙상 경기 결승을 달린 후 이 선수는 활기가 넘치는 느낌이 들고 3차 운동에서는 0.62m/s에서 210파운드(95kg)를 당긴다. 우리는 속도에 기반해 강도를 결정하기 때문에, 이것이 여전히 300파운드(136kg) 1RM(300파운드[136kg]×0.70=210파운드[95kg])과 동일한 70% 1RM이라는 것을 알게 된다. 이는 이 선수의 1RM이 5% '상승'했다는 것을 나타낸다. 바로 바라던 결과이다.

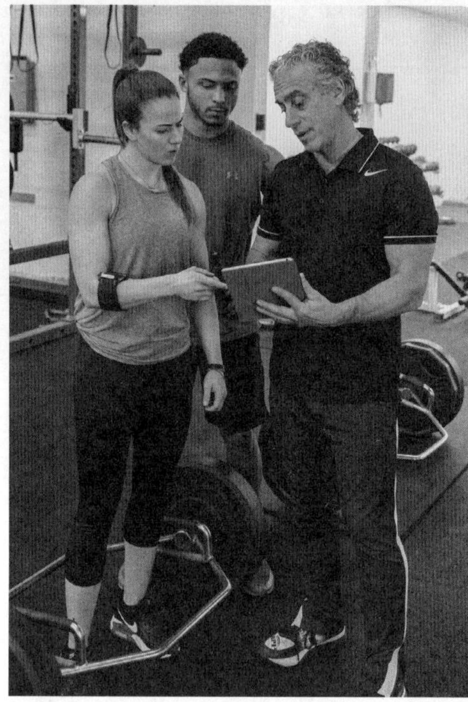

그림 6.2 부하 대신 VBT를 이용해 속도 손실을 모니터링하면 그룹 운동 시 유용하다.

모든 훈련 세션을 이 선수의 최초 1RM 검사에 기반했다면, 2일 차에 훈련 준비도가 낮을 때 선수를 과도하게 훈련할 뿐 아니라 선수의 부상 위험이 높아진다. 산체스-메디나와 곤잘레스-바딜로Gonzalez-Badillo(2011)의 연구에 따르면, 속도 손실과 대사성 스트레스(젖산 및 암모니아 축적)가 밀접한 관련이 있는 이유는 과도한 훈련(피로) 때문이다. 그리고 3일 차에

표 6.1 약 285파운드(129kg) 1RM 선수의 일일 훈련 준비도 변화

훈련일	부하(반복 횟수 3회)	평균 속도(m/s)	일일 1RM
1일 차	200lb(91kg)	0.62	286lb(129kg)
2일 차	175lb(79kg)	0.62	250lb(113kg)
3일 차	210lb(95kg)	0.62	300lb(136kg)

훈련 준비도가 높을 때, 선수 훈련이 부족하게 되고 훈련 적응과 진행 과정을 방해하게 된다. 이는 VBT가 훈련 자가 조절 및 선수의 능력 향상 극대화에 놀라운 능력이 있다는 좋은 예이다.

속도-손실 모니터링을 통한 근력 적응 표적화

VBT를 이용해 훈련할 때, 속도 손실의 비율을 LPT 또는 가속도계로 모니터링할 수 있다. 각 장비는 파워와 파워 지구력을 훈련할 때 반복 횟수 간 또는 세트 간(더 많이 사용되는 방법) 파워 출력(와트로 측정)의 손실을 보여주도록 설정될 수 있다(그림 6.3 참조). 운동이 처방된 속도나 파워 손실에 도달하면, 선수는 중량을 낮출지, 휴식 시간을 늘릴지, 운동을 모두 종료할지 선택한다.

파레자 블랑코Pareja-Blanco와 그 동료들의 연구(2016)에 따르면, 더욱 현저해지는 반복 횟

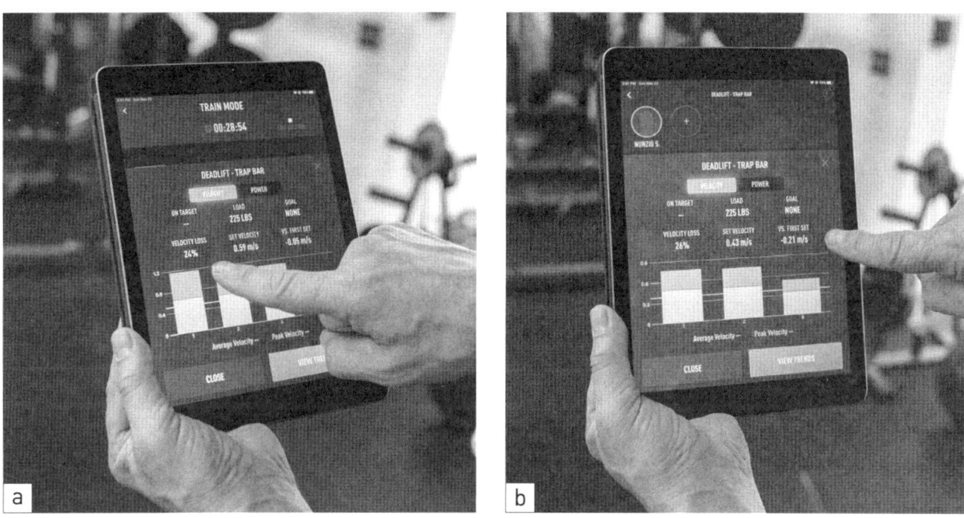

그림 6.3 속도 손실은 지구력 훈련 시 (a) 반복 횟수 간 또는 (b) 세트 간에 모니터링할 수 있다.

표 6.2 특정 훈련 적응과 관련된 속도 손실

훈련 적응	속도 손실
비대 I	40~50%
비대 II	10~20%
근력	20~30%
파워 또는 스피드	10% 미만

수 속도 손실로 인해 근육 피로가 점차 누적되는 것은, 근력, 파워, 근비대hypertrophy의 기능적 및 구조적 신경근 변화에 미치는 영향과 관련된 저항 훈련을 위한 운동 자극에 중요한 변수이다. 이러한 손실 모니터링은 특정 훈련 적응을 추적하고 향후 경기나 이벤트의 운동능력에 부정적 영향을 미칠 수 있는 근통증이 남지 않도록 하는 데 중요하다. 표 6.2는 이 연구에 따라 한 세트 내 반복 횟수 속도 손실에 근거한 세 가지 훈련 적응을 보여 준다(파라미터는 프로그래밍에 대한 다음 장에서 살펴볼 것이다).

근비대 I과 II

근비대 I을 훈련할 때, 반복 횟수 간 또는 세트 간 드롭오프drop-offs가 40~50%로 더 높으면 타입 I(지근) 근섬유의 단면적이 더 증가한다. 반면에, 타입 II(속근) 근섬유의 근비대(비대 II)를 위해서는 10~20%의 드롭오프를 사용해야 한다. 비대 I을 달성하려면, 1RM의 약 50~70%(또는 약간 더 낮게)를 사용해야 한다. 이는 반복 횟수 세트를 늘리고 긴장 상태의 시간을 늘려 근 손상이 더 심해진다. 대신, 초과회복super compensation에 도움을 주어, 피로와 회복(휴식) 후 기준 이상으로 적응 회복adaptive rebound이 된다. 이를 통해 적절히 회복되고 새로운 스트레스가 적절하게 작동하면 다음에 이어지는 운동에서 동일한 훈련 부하 또는 심지어 더 큰 부하를 감당할 수 있다. 이러한 자극은 훈련 적응을 더 잘 하도록 도와 타입 I 근섬유의 단면적을 늘리는 데 중요하다.

손실 모니터링은 특정 훈련 적응을 추적하고 향후 경기나 이벤트의 운동능력에 부정적 영향을 미칠 수 있는 근통증 같은 것이 남지 않도록 하는 데 중요하다.

그러나 목적이 속근(타입 II) 근섬유의 근비대인 경우(8장에 자세히 설명), 타입 II 근섬유를 계속 자극하면서(속도 손실을 비대 I에 대해 설명한 대로 타입 I 섬유 발달에 필요한 30% 이하로 유지하여) 여전히 타입 I 근섬유를 일부 분해시키려면 10~20%로 드롭오프를 유지하는 것이 더 낫다. 속도 손실이 40% 이상이거나 훈련에 실패하면 점핑 능력이 심각하게 제한되어 최대 48시간 후에 근통증(DOMS)이 바로 시작되기 때문에 이 점을 기억하는 것이 중요하다. 그러나 웨이트룸과 바깥에서 모두 다양한 스트레스 요인으로 선수의 근력과 준비도는 매일 변하기 때문에, 반복 횟수를 실패할 때까지 훈련하는 전통적인 방법이 근력이나 비대를 더 증가시키는 것은 아니라는 연구 결과도 있다(Pareja-Blanco 등의 연구, 2020).

비대 I 및 II를 훈련할 때, 반복 횟수 간 또는 세트 간 각각 40~50%와 10~20%로 드롭오프가 더 높으면 타입 I과 타입 II 근섬유의 단면적이 최대한으로 늘어난다.

근력

속설과 반대로, 더 낮은 속도 손실을 사용할 때 근력 이득이 훨씬 더 크다. 앞서 언급했듯이, 최근 연구에서는 선수가 속도-손실 임계값 30% 이상으로 훈련할 때 비대에 상당한 이득이 있지만, 초기에 힘을 내는 속도(RFD)가 크게 감소하는 것으로 나타났다(Pareja-Blanco et al., 2020). 이러한 점을 유념하고, 나는 반복 횟수 3~5회의 여러 세트에 대해 최대하 부하(60~70% 1RM 또는 0.60~0.75m/s)를 사용하고자 한다. 최대하 부하를 사용하여 고세트 저반복 횟수로 근력을 훈련하면, 적정한 양의 속도 손실(20~30%)이 일어나고 세트마다 힘을 내는 속도(RFD)가 일관되며 24~48시간 내 회복이 가능하다. 이는 다음 날 운동능력에 영향을 미치는 근통증이 남는 것을 방지할 수 있다.

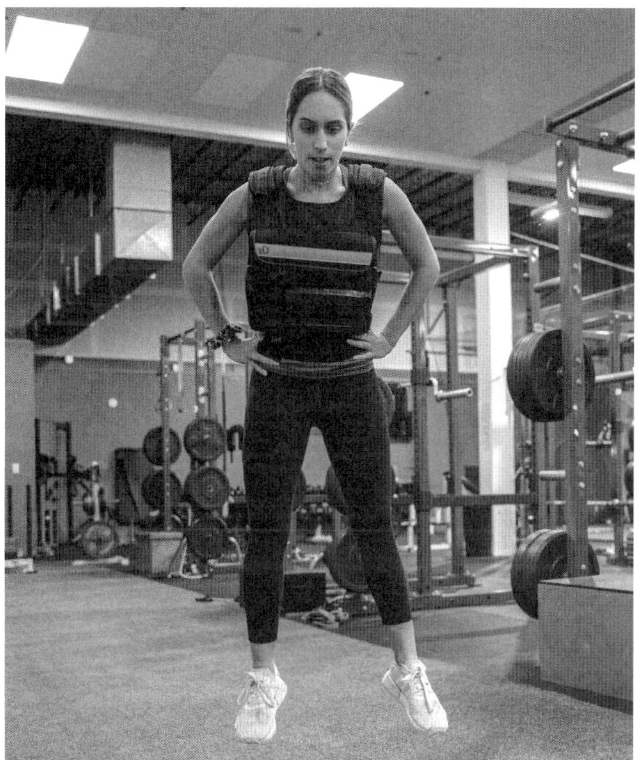

그림 6.4 파워와 스피드를 훈련할 때, 피로한 상태이면 폭발적으로 발휘되어야 하는 타입 II 근섬유를 효율적으로 만들 수 없으므로 선수는 피로가 누적되면 안 된다.

파워 및 스피드

파워와 스피드를 훈련할 때, 선수는 피로한 상태여서는 안 된다. 피로한 상태이면 운동 시 폭발적으로 발휘되어야 하는 타입 II 근섬유를 효율적으로 불러올 수 없다(그림 6.4 참조). 피로한 상태에서 훈련하면 피로로 인한 보상 패턴 때문에 나쁜 습관이 생길 수도 있다. 그러나 더 중요한 것은 부상이 생길 수 있다는 점이다. VBT로 파워를 훈련할 때, 바 스피드 대신에 파워 출력을 모니터링하면서 시즌이 가까워지며 10% 이하에서 속도 손실을 기대한다. 그러나 어느 것도 모니터링할 수 없다.

다음은 내가 비대, 파워, 근력을 훈련할 때 속도 손실 비율을 프로그램에 포함시킨 세 가지 방법의 예다.

- 반복 횟수 조작
- 세트의 조작
- 부하 또는 강도의 조작

나는 각기 다른 특성traits을 훈련할 때 반복 횟수, 세트, 또는 부하(강도) 조작을 돕기 위해 속도 손실 비율 모니터링 방법을 어떻게 사용할 수 있는지 보여주기 위해 세 가지 방법을 선택했다. 보여주는 것은 세트와 반복 횟수 계획을 조작하는 것이라는 점을 유념해야 한다. 그 결과, 모든 세 가지 특성은 모든 세 가지 방법으로 훈련될 수 있다.

표 6.3은 이 섹션에서 논한 세 가지 방법을 요약해 보여 준다.

표 6.3 각기 다른 훈련 적응을 표적화하는 세 가지 방법의 예

	세트	반복 횟수	강도/부하	목표 속도 손실	휴식	훈련 적응
방법 I	8회	?	0.75~1.0m/s (40~70% 1RM)	40~50%	1분	근육 비대
방법 II	?	3회	0.75~1.0m/s (40~70% 1RM)	10% 이하	1분	스피드 또는 파워
방법 III	8회	3회	0.50~0.75m/s (60~80% 1RM)	20~30%	2분	근력 또는 파워 발달

방법 I: 속도 손실에 근거한 반복 횟수 조작

나는 근비대와 (단기) 근지구력을 훈련할 때 이 방법을 사용한다. 이 방법은 사전 결정된 세트 횟수에 동일한 중량을 사용하도록 고안되었다. 운동 반복 횟수는 50% 이상 목표 속도의 속도 손실이 기록되면 종료된다. 선수가 반복 횟수 20회 이상 또는 해당 세트에 1분 이상 원하는 속도에서 해당 중량을 움직일 수 있으면 부하를 증가시켜야 한다.

■ 목표 속도 손실

40~50%

■ 적응

근비대(비대 I)

■ 에너지 시스템

젖산, 유산소

■ 세트 및 반복 횟수

40~70% 1RM 또는 1.0m/s에서 8세트×반복 횟수 ?회(반복 횟수 20회를 초과하지 않거나 세트당 총 운동 시간 1분을 초과하지 않는 한)

■ 휴식

세트 간 1분

■ 프로토콜

1. 원하는 부하와 속도를 선택한다(0.75~1.0m/s).
2. 부하는 변하지 않는다. 반복 횟수 목표 속도가 40% 하락할 때까지 세트를 수행한다. 예를 들면 0.80m/s가 목표 속도라면, 첫 번째 반복 횟수에 40% 목표 속도 이하가 기록되면(0.32m/s) 이 세트를 종료한다. 참고: 항상 한 번의 기회는 더 준다. 많은 경우, 선수들은 자신을 계속 더 밀어붙여 필요한 파라미터를 달성하는 경향이 있다. 선수가 두 세트를 연속으로 실패하면, 중량을 낮추거나 특정 운동을 종료한다.
3. 선수가 한 세트 동안 1분 이상 반복 횟수 20회 이상 원하는 속도로 바를 움직일 수 있거나 필요한 속도 손실을 유지하면서 모든 8세트 동안 동일한 반복 횟수를 달성할 수 있으면, 바 중량이 너무 가벼운 것이므로 증가시켜야 한다.

방법 II: 속도 손실에 근거한 세트 조작

나는 파워와 파워 지구력을 훈련할 때 이 방법을 사용한다(10장에 자세히 설명). 다시 한 번 이 방법은 모든 운동 세트 내내 동일한 중량과 동일한 반복 횟수를 사용하도록 고안되었다. 운동 세트는 한 세트의 평균 속도 손실이 선수의 한 세트당 최초 평균 목표 속도의 10~50% 이상으로 기록되면 종료된다. 그리고 항상 한 번의 기회를 더 준다.

■ 목표 속도 손실

10% 이하

■ 적응

스피드 또는 파워

■ 에너지 시스템

ATP-PC 에너지 시스템(파워 스포츠)

■ 세트 및 반복 횟수

40~70% 1RM 또는 0.75~1.0m/s에서 ?세트×반복 횟수 3회

■ 휴식

세트 간 1분

■ 프로토콜

1. 원하는 부하나 속도를 선택한다(0.75~.1.0m/s).
2. 첫 세트의 평균 속도를 정하고, 이것이 표지가 된다.
3. 모든 세트의 평균 속도가 첫 세트의 10% 이하로 하락할 때까지 세트를 계속한다. 예를 들면 0.80m/s가 목표 속도라면, 첫 세트에 평균 세트 속도 손실이 10~15% 이상이 기록되면(0.68m/s) 이 운동은 종료된다. 다시, 한 번의 기회를 더 준다. 참고: 선수가 각 세트에서 속도 손실 5% 이하로 8~10세트를 완전히 완료할 수 있다면, 부하가 너무 가벼운 것이니 중량을 더 추가해야 한다.

방법 III: 속도 손실에 근거한 부하 조작

나는 파워와 파워 지구력을 훈련할 때 이 방법을 사용한다(10장에 자세히 설명). 이 방법은 약간 다르다. 속도 손실이 10~20%로 기록되면 세트마다 부하를 변경하도록 고안되었다. 또한 이 방법은 특정 일에 선수의 훈련 준비도를 측정하는 데 사용된다. 속도 손실이 목표 속도 10~20% 이상으로 기록되면 부하는 언제라도 조정된다.

■ 목표 속도 손실

20~30%

■ 적응

근력, 힘 발달. 또한 일일 훈련 준비도를 검사하는 좋은 방법이다. 부하는 해당일에 선수의 회복에 근거한다.

■ 에너지 시스템

ATP-PC(1~10초 지속되는 세트), 젖산(10초~1분 지속되는 세트)

■ 세트 및 반복 횟수

60~80% 1RM 또는 0.50~0.75m/s에서 8세트×반복 횟수 3회

■ 휴식

세트 간 2분

■ 프로토콜

1. 원하는 부하나 속도를 선택한다(0.50~0.75m/s).
2. 세트 간 부하를 증감시켜 모든 8세트 동안 10~20% 이내로 목표 속도를 유지한다.

VBT로 중추신경계 준비도 검사

일일 검사 시, 여전히 부상은 어떤 유형의 움직임이 훈련 준비도를 더 잘 측정할 수 있을지 결정할 때 고려되는 점이다. 대부분의 코치는 CMJ 점프와 같은 더 큰 움직임을 사용하지만, 나는 개인적으로 포고 점프와 같은 더 작고 빠른 움직임을 선호한다. 그 이유는 간단하다. 더 작고 빠른 움직임은 선수가 단시간에 피로를 회복할 수 있게 해 주기 때문이다(그림 6.5 참조).

훈련 프로그램을 시작하기 전에 수행하는 점프 검사는 피로도를 모니터링하는 기준이 된다. 나는 포고 점프를 10회 사용하고 이 세트의 평균 속도를 측정한다. 의지가 강한 날이나

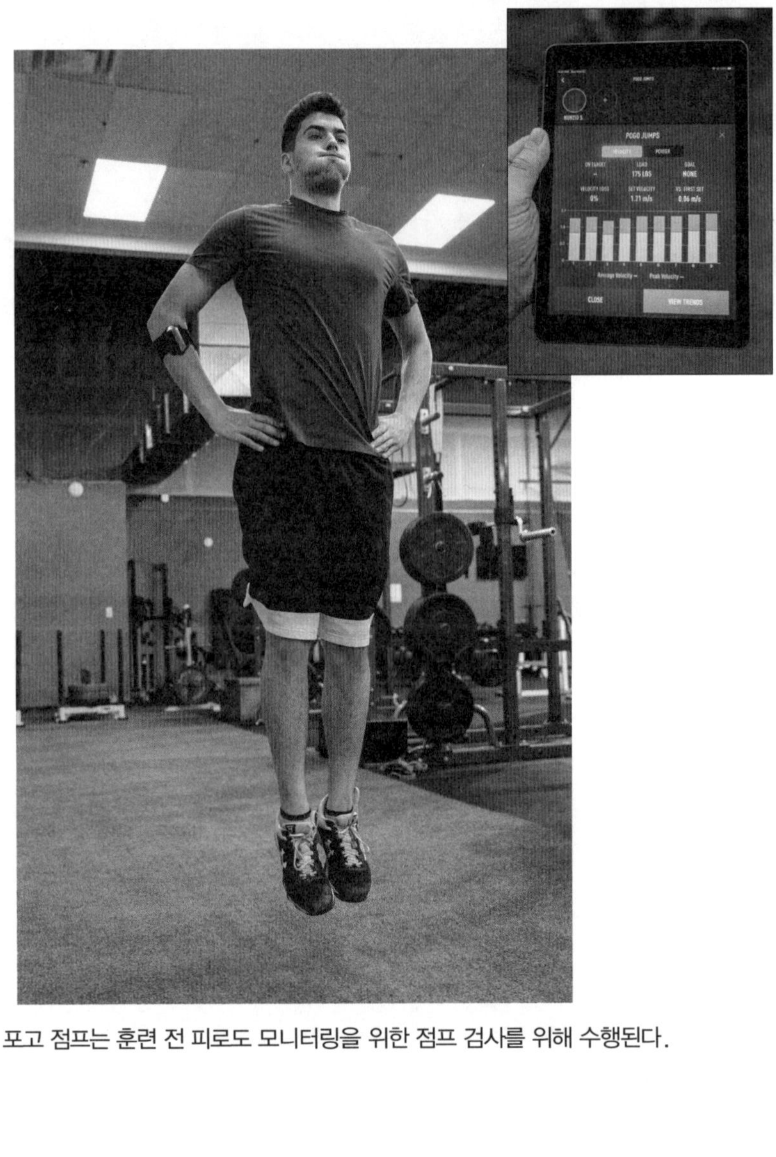

그림 6.5 포고 점프는 훈련 전 피로도 모니터링을 위한 점프 검사를 위해 수행된다.

운동자각도(RPE)가 9 또는 10인 날에는, 검사를 다시 하고 선수의 원래 기준에서 10% 내의 평균 속도를 찾는다. 10% 미만의 경우, 그날의 운동량을 20% 줄인다. 20% 이하의 경우, 고강도 운동을 모두 제거한다. 그 이유는 선수의 중추신경계가 그 임무를 해낼 수 없어 부상 위험이 더 커지기 때문이다. 표 6.4는 포고 점프의 평균 기준 검사 값이 0.92m/s인 선수를 대상으로 4일의 훈련일 중에 각기 다른 시나리오를 보여 준다.

1일 차에서 볼 수 있듯이, 선수는 속도 손실이 원래 0.02m/s 기준 검사의 10% 이내로, 훈련을 평소처럼 진행할 것이다. 그러나 2일 차에는 전날 두 번이나 오버타임 경기를 한 후 운동량이 20% 줄어들 만큼 중추신경계 피로도가 높았다. 3일 차에는, 중반까지 수행한 시합과 수면 부족으로 인한 다양한 스트레스 요인들이 중추신경계 피로도를 기준 이하로 크게 하락시켜, 그날은 고강도 훈련을 모두 건너뛰는 것이 최선일 것이다. 마지막으로, 4일 차에 중반까지 수행한 시합과 많이 필요했던 휴식을 가진 후, 피로도가 다시 정상으로 돌아왔고 심지어 몸 상태가 약간 호전되었다. 훈련을 재개하고, 필요한 경우 부하나 운동량을 증가시킬 것이다.

이 예는 준비도가 낮을 때 쉽게 훈련하는 방법을 완벽하게 보여 준다. 과도한 훈련이나 무리한 접근은 중추신경계의 피로를 발생시킬 수 있다. 이제 VBT로 중추신경계 피로도를 눈으로 확인할 수 있고, 훈련 기간과 그 이후에도 선수가 회복 수준을 더욱 안정적으로 유지하는 데 도움을 줄 수 있다.

표 6.4 기준 속도가 0.92m/s인 선수의 포고 점프 10회에 대한 4일 기준 평균

1일 차	0.84m/s	9% 속도 손실	훈련 준비
2일 차	0.79m/s	14% 속도 손실	운동량 20% 감소
3일 차	0.72m/s	21% 속도 손실	고강도 모두 건너뛰기
4일 차	0.97m/s	0% 속도 손실	훈련 준비

VBT는 세트 내 또는 하루하루 속도 손실을 기반으로 코치와 선수가 선수들의 개별적 스트레스 요인을 적응시킬 수 있는 프로세스인 자가 조절에 중요한 역할을 했다. 손실과 피로의 결과로 전반적인 운동량-부하(부하×반복 횟수×세트)를 줄여 선수가 불필요하게 운동을 반복하지 않고 원하는 적응 달성을 방해하지 않도록 방지한다.

한 연구에 따르면, 10~30% 컷오프 속도는 근력-훈련 자극을 최적화하고 피로의 방해 효과를 제한하면서 대사성 스트레스를 제한하는 데 사용될 수 있다(Pareja-Blanco et al., 2016). 같은 연구에서, 더 낮은 비율(약 40~50% 1RM)을 사용했을 때 더 많은 반복 횟수의 세트가 가능했을 뿐 아니라 긴장 상태를 더 오랜 시간 유지할 수 있는 것으로 밝혀졌다. 이는 근육 손상을 야기하는 대신 타입 I 근섬유의 단면적을 늘린다. 다시 말해, 피로가 시작되면 속도가 느려지고, VBT는 모든 점에서 선수를 제어하는 데 도움이 된다.

PART III

프로그래밍

필러의 사용

다음 프로그램에서 운동 1a와 1b, 2a와 2b 등으로 번호가 매겨진다. 예를 들면 '1b' 운동은 주 운동의(1a) 휴식 시간에 통합된 필러로 사용되는 가동성 운동이다. 필러는 두 가지 역할을 수행한다. 시간이 일반적으로 제한되기 때문에 프로그램의 밀도를 유지하는 데 도움이 될 뿐만 아니라 메인 세트 사이에 필요한 휴식 시간의 일부를 설명한다. 예를 들어 데드리프트가 1a로 번호가 매겨져 있다고 가정해 보면 이 데드리프트 직후 1b 운동은 일종의 가동성 운동으로 할 것이다. 필러 역할의 운동을 하기 위해 필요한 휴식 시간은 약 1분으로 계산한다. 따라서 우리가 근력 단계에 있고 3분의 휴식이 필요한 경우 다음과 같이 보일 것이다.

	운동	세트	반복 횟수	휴식	속도	VBT 속도(m/s)
1a	데드리프트	5	3		폭발적	0.40~0.50
2b	힙 C.A.R	4	각 6	2분		

다음 장에서는 다양한 과정과 단계를 다룬다. 5가지 교육 단계는 1년의 시기별 또는 연간 계획으로 구성된다. 이러한 단계는 준비 기간(초기 비시즌) 시작부터 전환기(스포츠 시즌으로 전환) 및 경쟁(시즌) 기간을 거쳐 시간 순으로 되어 있다.

간헐적인 경기 기간으로 인해서 일부 선수들의 경우 6개월 동안 훈련을 지속할 수 없다는 점에 유의하는 것이 중요하다. 이러한 경우 코치나 선수가 첫날부터 뒤로 갈수록 근력과 파워 전환이 항상 포함될 수 있도록 하는 것이 좋다.

참고: 이 기간(2~4주)은 일반적으로 회복 기간으로 취급되며 주로 완전한 휴식의 간격을 포함하기 때문에 이 글에서 두 번째 전환기 또는 회복 기간을 포함하지 않는다. 하지만 선수나 코치가 총 휴식 시간보다 더 적은 양의 속도 기반 트레이닝과 적절한 휴식이 다음 시즌 계획을 준비하는 데 더 유익하다고 느낄 수 있어야 한다. 이러한 경우, 내 권장 사항은 해당 단계에서 일반적으로 처방되는 부하의 70%에서 최대하 강도의 짧은 단계(3단계)를 사용하는 것이다.

나는 대부분의 시간을 매일 엘리트 야구 선수들과 함께 일하기 때문에 고등학교 또는 대학 야구 선수들과 그들의 시즌과 관련된 연간 계획의 예를 제공했다. 그러나 이것은 모든 스포츠와 스포츠의 연간 타이밍에 맞게 조정할 수 있다. 이전에 언급했듯이 다른 단계를 볼 때 각 단계에 소요되는 시간은 스포츠마다, 운동선수들마다 약간씩 다르다. 다음 표는 야구 선수를 위한 연간 훈련을 어떻게 배치할 것인지에 대한 예이다.

기간	단계	운동 강도	운동량
준비 (비시즌 초기)	1단계: 조직 적응기 2단계: 근비대 I,II	중간에서 높은 강도	저강도
준비 (비시즌 중기)	3단계: 최대하 및 최대 근력	고강도	저강도
전환기 I (비시즌에서 프리 시즌까지)	4단계: 파워, 근지구력	중강도	중간에서 높은 강도
시즌 (시즌 중)	5단계: 근력-파워 유지	저강도	고강도
전환기 II (포스트 시즌)	근력 유지, 회복	저강도에서 중간 강도	저강도

CHAPTER 7

VBT를 이용한 연간 주기화

모든 운동프로그램의 궁극적인 성공은 능력의 변화와 특정한 생리학적 적응을 통하여 수행 능력 상승에 초점을 맞춘다(Poliquin, 1988). 이는 연간 주기화 프로그램이라고 불리는 개념으로 달성할 수 있다. 주기화의 핵심 개념이 익숙하지 않은 상태에서 도구를 이용하거나 VBT 속도 기반의 운동 또는 다른 방법의 훈련은 성급할 수 있다. 이전 장에서 우리는 VBT가 실제로 무엇인지, 그것의 정의는 무엇인지에 대해 자세히 논의했다. 그리고 데이터를 읽는 방법과 피로를 관찰하는 방법도 알아냈다. 이제 우리는 프로그램과 VBT를 활용하는 데 가장 자주 거론되는 질문 두 가지를 살펴보도록 하자.

1. 어떠한 방법으로 운동선수나 그룹의 프로그램을 구상하며 VBT를 활용하여 연간 훈련을 완성시킬 수 있는가?
2. 연간 훈련은 어떻게 다른 단계로 나눌 수 있는가?

이러한 질문에 답하기 위해서는 반드시 우선적으로 주기화에 대한 논의가 필요하다. 주기화의 기본적인 이해에 도달할 때까지 운동선수의 효과적인 운동 프로그램을 작성할 수 없다. 이 장에서는 훈련 주기와 기간을 간략하게 설명하고, 이를 다양한 단계뿐만 아니라 이러한 단계의 계층 구조(즉, 연속체)를 나타내는지 어떻게 그리고 어디에 특수 강도 영역(4장에서)이 그들에게 적합하게 작용하는지 알아보도록 하자.

주기화: 훈련 주기, 기간 및 단계

주기화는 최고의 수행 능력과 회복을 극대화하기 위한 조직적인 접근법이다. 주기화는 연간 또는 계절 계획이 더 작은 단위로 구분하여 구성을 하는데, 이는 선수의 연간 훈련 기간의 단계 구성 및 시즌 중 경기력을 극대화하기 위해서다.

주기화에 있어서 구조(기간 및 단계)와 타이밍(주기)의 기간과 단계는 다음 사항에 크게 의존한다.

- 훈련 중인 스포츠 및 선수 유형
- 팀 또는 선수의 특정 요구 사항
- 팀 또는 선수가 현재 속해 있는 기간 또는 단계

이러한 각 요소는 프로그램 설계와 트레이닝 적응에 깊게 영향을 미친다. 예를 들어 프로야구 선수는 긴 시즌(약 6개월)과 비시즌(약 5개월)을 가지고 있다. 이것은 1년 내내 여러 번의 짧은 경쟁 기간이 있는 고등학생 축구 선수보다 프로 운동선수를 위해 프로그래밍을 구성하는 것이 다소 더 쉽다는 것을 의미한다. 일단 교육 계획을 구성하면 적절한 속도를 할당하기만 하면 프로그램에 VBT를 사용할 수 있으며, 이를 통해 5가지 특수 강도 영역 중 하나를 사용할 수 있다. 이것은 우리가 그 특정 단계에서 달성하고자 하는 특정

주기화는 조직화된 접근법과 트레이닝을 통해 최대 회복과 최대 수행 능력을 끌어낸다.

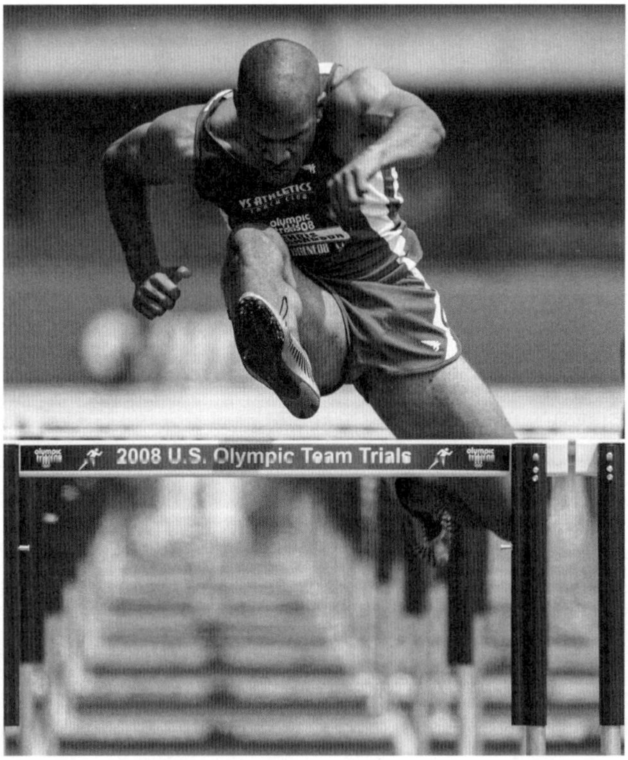

운동선수의 연간 계획을 더 작은 훈련 기간으로 나누며, 우리는 최고의 회복과 최고의 시즌 수행 능력을 만들 수 있다.

© Human Kinetics

적응으로 초점을 전환하는 것을 가능하게 할 것이다. 다음 장에서는 이를 더 자세히 다루지만, 현재로서는 주기, 기간 및 단계가 무엇이며 이를 개별 선수 또는 팀을 위해 특별히 설계된 프로그램을 연간 교육으로 구성하는 방법에 대해 자세히 살펴볼 것이다.

훈련 주기

훈련 주기(일반적으로 매크로사이클, 메조사이클, 마이크로사이클)는 다음과 같이 구성되어 선수들의 가능한 속도를 측정 단계에 맞게 훈련 주기를 설정한다. 이러한 주기는 기간 및 단계로 더 세분화된다. 표 7.1은 NSCA(2016)의 계층 구조와 이러한 주기의 매개변수를 제공한다. 주기를 언제 어떻게 사용해야 하는지 이해해야만 운동선수의 훈련 프로그램을 구성할 수 있다. 프로그램은 보통 비시즌(시즌) 또는 연중(연간 계획)에 실시한다.

훈련 주기는 운동선수의 특정 기간 또는 단계에서 속도 측정 기반으로 프로그램을 설정한다.

표 7.1 연간 계획의 주기화 기간

훈련 주기	기간	설명
매크로사이클	수개월에서 1년 (특정 스포츠에 따라 상이)	일반적으로 연간 계획 또는 시간 주기로 사용된다.
메조사이클	2주에서 6주	일반적으로 4주에서 6주 사이에 이루어진다.
마이크로사이클	며칠에서 2주 사이	가장 보편적으로 사용되는 기간으로 보통 1주 정도이다.

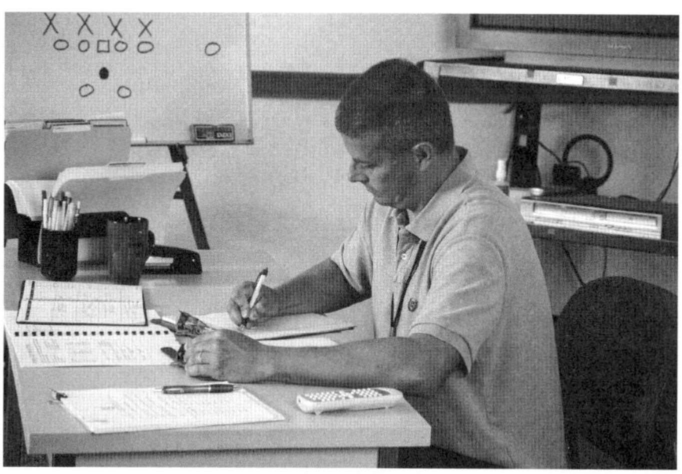

사이클 사용 방법 시기를 파악하고 언제, 어떻게 사용하는지를 이해하며 선수 훈련 프로그램을 구성한다.

훈련 기간

우리는 한 해를 다음과 같이 교육 기간으로 나누어 연속적인 훈련 주기를 이용한다. 신체와 마찬가지로 역동적이며 적응에 있어 점진적이다. 따라서 이러한 주기화 프로그램의 기간은 연속체로 취급되어야 한다. 이건 보다 효율적으로 적용되며 다양한 단계의 훈련을 구현하는 선수의 연간 계획의 전반에 걸쳐 사용되는 훈련이다. 나는 매년 계획(마이크로 주기)을 4개의 다른 훈련 기간으로 구분하여 선수 또는 팀 훈련을 체계적으로 조직하는 데 도움을 주는데, 이는 대회(시즌)가 시작되면 최상의 컨디션을 목표로 하는 팀의 훈련을 체계적으로 구성하는 데 도움이 된다. 이 내용의 범위에 대해 연간 계획의 예를 사용할 것이다. 여기에는 모든 훈련 기간과 단계, 그리고 각 유형의 근력과 관련된 속도가 포함되기 때문이다.

이러한 매개변수 중 일부 또는 전부를 선수의 특정 스포츠 및 경쟁 일정에 따라 개별화된 훈련 프로그램의 구조에 적용할 수 있다. 야구 선수를 예로 든다면 연간 계획은 다음과 같다.

- 준비 기간. 이 시기는 시즌 초기 또는 중간 비수기이며, 대략 4~5개월 동안 지속된다.
- 전환기 I(스포츠로의 전환). 이 기간은 늦은 비수기 또는 프리 시즌이며, 약 6~12주 동안 지속된다.
- 경쟁 기간. 이 기간은 시즌 중이며, 지속 기간은 스포츠에 따라 다르다.
- 전환기 II. 이 기간은 시즌 전 또는 회복 기간이고, 약 1~4주 정도 지속된다.

훈련 단계

훈련 기간은 메조사이클로 더 세분화되고 이를 흔히 훈련 과정 또는 단계라고 한다. 이 범위의 경우, 우리는 단순하게 그것을 단계라 부른다. 이 단계는 코치나 운동선수를 훈련 목표로 안내하고 경쟁 기간 또는 시즌이 도래했을 때의 최종 목표가 최고점에 도달하는 잘 구조화되고 효율적인 훈련 계획을 설계하는 데 도움이 된다.

이러한 단계는 메조사이클이며 최소 2~6주 정도 지속된다. 나는 개인적으로 마이크로사이클(1~2주)을 거의 사용하지 않는다. 왜냐하면 나는 우리가 그 운동 단계에서 일하는 것을 고려하기 전에 적어도 일주일은 운동 학습에 할애되어야 한다고 믿기 때문이다. 그래서 나는 보통 4~6주 단위로 적용한다. 특별히 다양한 연간 및 월별 계획을 구체적으로 적용하기 위해 추가적인 내용들이 필요하다.

표 7.2는 훈련 기간과 단계를 구분한 연간 계획의 예를 보여 준다. 나는 야구 선수를 트레이닝 할 때 이와 같은 프로그램을 사용한다. 다시 한 번 말하자면 이러한 단계와 지속 기간은 스포츠 종목, 기간(시즌, 비시즌), 운동선수에 따라 달라질 수 있다.

표 7.2 야구 선수를 위한 연간 훈련 계획 예시

기간	준비 기간	전환기 1	경쟁 기간	전환기 2
시즌	시즌 초기 또는 중반	비시즌 후반 또는 프리 시즌	시즌	시즌 이후 또는 회복기
지속 기간	3~5개월	6~12주	스포츠에 따라 다름	1~4주
단계(초점)	조직 준비, 비대 I(최대하 강도) 비대 2(최대 강도)	순발력과 지구력 및 근지구력	근력 및 순발력 유지	강도 속도 유지 (근력-스피드) 또는 휴식
특별한 근력이 사용되는 영역	조직 준비, 비대 I(최소 근력), 비대 II(최대 근력)	강도-스피드, 스피드-강도, 절대 강도	가속 근력, 근력 속도, 속도 근력	강도 속도와 가속 강도

VBT를 이용한 연간 계획

VBT를 통해 보다 효율적으로 훈련할 수 있으려면 먼저 훈련 기간과 훈련 기간을 단계별로 세분할 때 달성하고자 하는 목표에 대한 이해를 넓혀야 한다.

준비 기간

준비 기간(시즌 초반 또는 중반)의 목표는 선수가 스포츠로 전환할 때 나중 단계에서 더 높은 강도와 속도로 훈련할 수 있도록 운동 강도, 제지방 근육량 및 절대 강도의 기준점을 설정하는 것이다. 준비 기간의 훈련 단계는 일반적으로 다음을 포함한다.

스쿼트, 데드리프트, 벤치 프레스, 로우와 같은 코어 리프트는 준비 기간이 주요 목표이다.

- **조직 준비**(초당 0.75~1.0m)
- **근비대** I(초당 0.75~1.0m)
- **근비대** II(0.40~0.60m/s)
- **절대 강도**(초당 0.50m 미만)

스쿼트, 벤치, 데드리프트, 벤치 프레스 그리고 로우 같은 코어 운동은 준비 기간의 주요 목표이다. 우리는 초기에 보조 근육의 전반적 강도를 위해 복합 운동(다중관절 운동을 사용하는 운동)을 하며 부수적(종아리, 삼두 등) 근육을 동시에 사용해야 한다. 우리는 이 기간에 이러한 적응력을 만들기

준비 기간 동안 강하고 좋은 기초를 쌓는 것은 비시즌 후반에 더 높은 강도와 스피드를 기대하는 운동선수에게 도움이 된다.

위해 더 무거운 부하와 긴 시간을 사용한다. 이 기간에는 스포츠에 특화된 운동은 많이 사용하지 않는다.

전환기 I(스포츠로의 전환)

전환 I 기간(비수기 후반 또는 프리 시즌)은 준비 기간에 얻은 힘을 이용하여 힘의 강도(강도-전력)와 속도의 강도(속도-강도)로 변화한다. 이러한 종류의 힘을 훈련하기 위해 어떤 힘을 사용할 것인가는 더 높은 우선순위를 가지며 선수 각각의 스포츠에 달려 있다(이에 대한 자세한 내용은 10장에서 다룬다). 다음 교육 단계는 일반적으로 전환 I 기간에 사용된다.

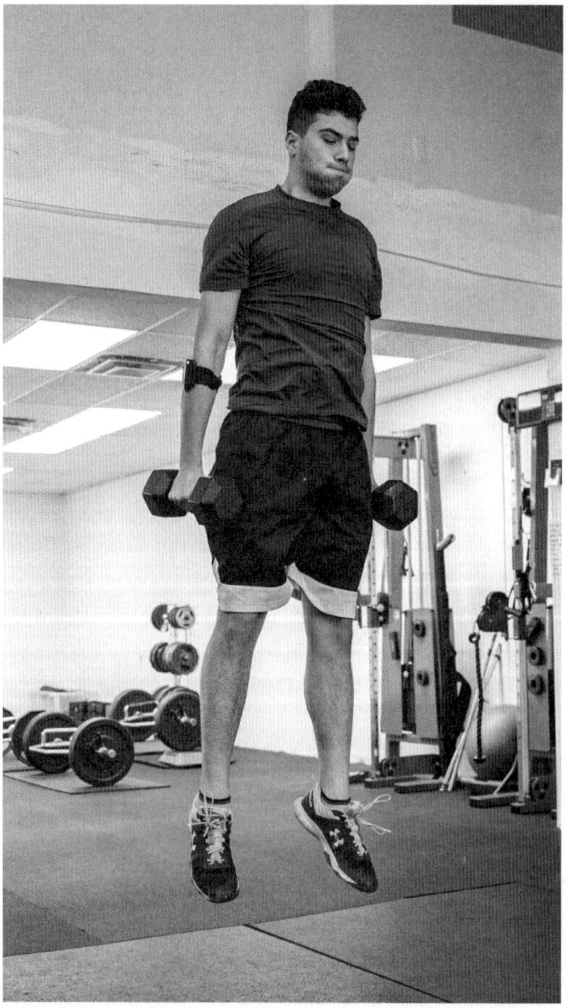

그림 7.1 준비 기간 동안 얻은 힘을 선수 각각의 스포츠에 빠르게 적용하는 것을 배우는 것이 첫 번째 전환 기간에서 주된 초점이다.

- **절대 강도**(초당 50m 미만)
- **강도-속도**(초당 0.75~1.0m)
- **강도 근력**(초당 1.0~1.3m)

이전에 비시즌 훈련 과정에서 얻은 적응력은 운동선수의 특정 종목의 경기력으로 넘어가고, 이 시점에서 운동은 운동선수의 종목에 가까운 움직임을 모방하기 시작한다(그림 7.1 참조). 예를 들어 농구 선수나 미식축구 와이드 리시버가 훈련하고 있다면, 런지 및 측면 런지와 같은 운동이 최대 근력을 훈련하는 데 사용될 수 있고, 로딩된 점프가 속도-근력에 사용될 수 있다.

경쟁 기간

경쟁 기간(시즌 중) 동안에는 운동량은 줄이면서 계속해서 강도와 순발력을 유지해야 한다. 운동량(대개 세트와 횟수)을 줄이고 2-0-0 이상의 신장성 운동을 줄이면 다음 날 통증을 일으킬 가능성을 감소시킨다. 이 기간 동안 경쟁 스포츠를 하면서 특정 훈련 장애가 발생하기 때문에 복합형 훈련의 사용을 주목해야 한다. 시합 기간에 일반적으로 사용되는 훈련 단계는 다음과 같다.

- **가속 강도**(초당 0.50~0.75m)
- **강도 속도**(초당 0.75~1.00m)
- **속도 강도**(초당 1.0~1.3m)

운동과 에너지 시스템은 스포츠와 관련된 움직임을 모방하며 다음과 같은 작업을 할 수 있다. 초당 0.50~0.75m 또는 60~80% 1RM의 스쿼트 변형 및 벤치 변형과 같은 코어 리프트, 또는 60~80% 1RM(가속 강도) 맨몸 점프 및 역도 운동을 초당 0.75 내지 1.3m, 또는 20~60%의 1RM(강도-속도 또는 속도-강도), 스프린트 작업 및 방향 변경(COD) 드릴(체중에서 20%)이다(그림 7.2 참조).

전환기 II

회복은 전환기 II(포스트 시즌 또는 회복) 기간에 가장 중요하다. 이것은 운동선수가 새로운 연간 훈련 계획을 시작하거나 부상을 재활하기 전에 신체적으로나 정신적으로 회복하기 위해 완전한 휴식을 갖는 것을 포함할 수 있다. 또 다른 방법은 회복을 촉진하기 위해 연부조직 가동성 운동을 하면서 근력 수준을 유지하기 위해 적은 양의 근력 운동을 수행하는 것이다. 이 방법은 낮은 세트 및 강도(운동량)에서 보다 가벼운 강도 훈련을 포함하며, 이 기간 동

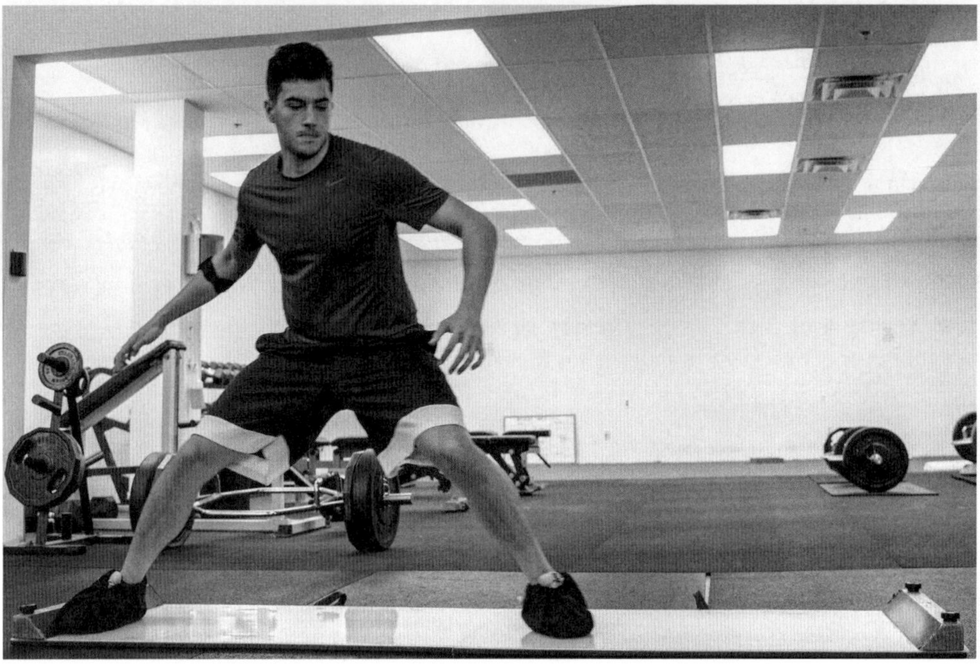

그림 7.2 경쟁 기간에는 스포츠의 움직임을 모방한 운동이 에너지 시스템 작업에 가장 효과적인 선택이다.

안 VBT는 드물게 사용할 수 있다. 부상에 대해 더 많은 시간이 필요하지 않다면, 이 기간을 1~4주나 가질 필요는 없다. 운동선수는 다음의 매크로사이클을 시작할 때 다음의 준비 기간에 훨씬 더 많은 시간을 할애해야 한다.

표 7.3 운동량과 강도가 모두 증가할 때 강도 단계 동안의 선형 주기화 중간 주기

1주	2~3주	4주
0.65~0.75m/s(60% 1RM) 속도로 5×5(세트×횟수)	0.65~0.70m/s(70% 1RM) 속도로 5×5(세트×횟수)	0.50~0.60m/s(80% 1RM) 속도로 5×5(세트×횟수)

표 7.4 운동량이 감소하고 강도가 증가하는 전력 위상 동안의 선형 주기화 메조사이클

1주	2~3주	4주
0.65~0.75m/s(60% 1RM) 속도로 8×2(세트×횟수)	0.65~0.70m/s(70% 1RM) 속도로 6×2(세트×횟수)	0.50~0.60m/s(80% 1RM) 속도로 4×2(세트×횟수)

선형과 비선형 주기화

이 장에서는 가장 널리 사용되는 두 가지 주기화 방법인 선형 및 비선형(비선형으로 알려져 있음)을 다룬다. 먼저 각각의 방법을 간략하게 살펴보고 두 가지 방법 중 더 나은 선택이 될 수 있는 경우를 논의할 것이다.

선형 주기화

1964년 레온 마트베예프Leon Matveyev는 선형 주기화를 대중화했으며, 여기에는 일반적으로 서로 다른 부하 영역 또는 트레이닝 단계로 전환하기 전에 전체 메조사이클에서 동일한 부하 영역에 머무르는 것이 포함된다. 그렇게 하면 선수가 더 오랜 기간 동안 특정 훈련 적응 상태를 유지할 수 있다. 선형 주기화는 비시즌 동안 더 긴 휴식(8주 이상)을 가질 수 있는 초보 선수와 운동선수들에게 사용되는 가장 일반적인 방법이다.

이러한 유형의 프로그램은 운동선수가 향후 훈련에서 더 많은 변화를 받아들일 수 있도록 준비하기 때문에 매력적이다. 이것은 시즌 중에 상당한 역할을 한다. 왜냐하면 우리가 강도 적응 훈련을 오래 할수록, 게임 플레이가 시작되면 그 특성이 감소하기까지는 시간이 오래 걸리기 때문이다. 예를 들면 선형 주기를 통해 4주 내지 8주 동안 최대 강도 상을 유지하는 운동선수는 비선형 또는 파동 모델에서 한 달 동안 1주일에 한 번만 강도를 훈련시킨 운동선수보다 더 긴 기간 동안 체력을 유지할 수 있다(11장에서는 시즌 내 훈련과 훈련 잔류에 대해 더 자세히 설명한다).

선형 방법은 두 가지로 적용할 수 있다.

- 세트와 반복 횟수는 동일하게 유지되는 반면 강도와 운동량은 증가한다. 비시즌 초반에서 중반까지는 단계가 진행됨에 따라 전체 운동량이 증가하기 때문에 강도를 높이는 데 이 방법을 사용하는 것이 더 좋은 시기이다(표 7.3 참조. VBT 범위는 추정치이다).
- 훈련량은 감소하는 반면 강도는 증가한다. 이러한 운동량 감소는 훈련 단계 내에서 세트와 반복수를 조정할 때 발생한다. 늦은 비시즌은 훈련이 경기를 향해 진행될 때이므로 이 방법을 사용하기에 더 좋은 시기이다(표 7.4 참조. VBT 범위는 추정치임을 주의한다).

나는 운동선수의 연간 계획 대부분에 선형 주기법을 사용한다. 하지만 시즌, 간혹 전이기에 비선형(굴곡이 있는) 방법으로 이동하는데, 연습이나 시간이 문제가 되고 웨이트룸에서 시간을 제한하는 경우 사용한다.

비선형 파동 주기화

1988년 찰스 폴리퀸Charles Poliquin은 비선형 또는 파동 주기화를 보급했다. 이런 방법은 훈련 부하와 훈련량이 매주 또는 매일 변동되며 특정한 시간 동안 훈련 부하와 운동량 모두 다른 적응 훈련을 했다. 비선형 주기화는 긴 주기를 제공하지 않는다. 왜냐하면 우리는 이 시간 동안 매주 혹은 심지어 매일 다른 특성들을 훈련하기 때문에 초기와 중반기에 해부학적 적응의 충분한 적응 기간(단계)이 있기 때문이다. 하지만 비선형 주기화의 매력은 매일, 매주 또는 격주(마이크로사이클)에 상관없이 여러 교육 적응(단계)을 집중할 수 있으며 이는 운동선수가 프로그램 내에서 다양한 과제에 대응할 수 있게 해준다(한 번에 하나의 강도 특성에만 초점을 맞추는 선형 모델과는 달리). 결과적으로, 비선형 주기화는 선수들이 그들의 운동을 하면서 여러 다른 능력을 유지하기 위해 구상하는 시즌 프로그램에 이상적이다(표 7.5 참조).

표 7.5 같은 주에 다른 적응을 훈련할 때 기복이 심한 주기 마이크로사이클

월요일	수요일	금요일
0.50~0.60m/s(80% 1RM) 속도로 5×5(세트×횟수) (최대 강도)	0.80~0.90m/s(50% 1RM) 속도로 6×3(세트×횟수) (근력-파워)	0.80~0.90m/s(50% 1RM) 속도로 6×3(세트×횟수) (근력-파워)

시간과 노력의 양, 일의 종류, 그리고 가장 중요한 것은 훈련이 일어나는 시간의 기간이 선수의 컨디셔닝 수준을 형성하고 결정한다. 이것이 VBT를 사용한 프로그램이 코치나 운동선수에게 유익한 이유이다. 하지만 전통적인 비율 기반 훈련처럼, 당신에게 적합한 시스템을 찾는 것과 당신의 선수들은 많은 시행착오를 필요로 한다. VBT를 프로그래밍에 많이 사용할수록 더 효율적으로 사용할 수 있다. 내가 제공한 모든 정보는 나의 연구와 개인적인 경험에서 나온 것이다. 나는 이것을 당신이 시작할 수 있는 좋은 곳으로 추천한다. 하지만 다른 어떤 것과 마찬가지로, 숫자가 이해를 돕고, 데이터로부터 자신만의 결론을 도출할 수 있도록 돕는다. 이것이 VBT가 여러분과 당신의 특정 고객들에게 효과가 있도록 하는 최선의 방법이다.

CHAPTER

8

비시즌 초기: 조직 준비와 비대

긴 시즌을 보내고, 단지 몇 주간의 회복을 한 후, 많은 운동선수들은 여전히 다음 비시즌 초기를 위해 관절에 더 많은 관심을 가질 필요가 있다. 재차 언급하지만, 운동선수의 현재 컨디션 수준을 평가하는 것은 가동성과 근력 수준의 기준점이 되어 어떤 훈련부터 시작해야 할지를 결정하는 데 중요하다. 이러한 평가는 속도 기반 훈련 시 운동선수와 코치에게 적절한 속도 수준에 대한 외부적인 정보를 제공하고 운동선수의 주차별 및 일상의 회복 상태를 측정하기 위한 지속적인 운동량을 관찰하는 데 효율적이다.

이 프로그램들은 시작 지점에서 제안되는 것일 뿐, 모든 운동선수들을 위한 완벽한 프로그램은 존재하지 않는다는 것을 인지하는 것이 중요하다. 대부분 다음 사항에 기초하고 있다는 것을 기억하라.

- 스포츠적 요구(예: 생물역학적 프로필, 부상 부위, 고유 위치)
- 운동선수의 현재 컨디셔닝 수준(예: 움직임 평가, 부상 이력 부위의 근력 검사)

다수의 운동선수들이 불과 4~6주의 근력 훈련을 통해 경기력의 비약적 상승을 기대를 한다는 점을 명심해야 한다. 그러나 선수들은 일반적으로 경기 시즌이 다가올 때까지, 최상의 운동 수행 능력을 경험하지 못한다. 근력은 운동 수행 능력 및 기술과 마찬가지로 다양한 방법과 단계를 통해 부상 이전의 수준으로 개선할 수 있다. 이러한 단계는 비시즌부터 시작해서 경기 시즌(시즌 중) 초까지 최고치를 향해 진행된다.

시즌 초반에 다루어야 할 두 가지 주요한 단계로는 1단계의 조직 준비와 2단계의 근비대이며, 첫 번째 목표는 시즌 후반에 고중량을 들어올리기 위한 근력과 컨디셔닝 모두 준비하는 것이다.

1단계: 조직 준비

1단계 조직 준비는 다른 단계의 훈련을 위한 기초 단계이며, 운동량과 부하가 높은 강도에 들어가기 이전에 준비해야 하는 것이 특히 중요하다. 1단계를 건너뛰고 2단계 근비대 훈련에 들어간 선수는 1단계에서 4~6주의 훈련을 수행한 선수와 같은 효과를 얻을 수 없는 것으로 나타났다. 이 단계의 주요 목적은 즉각적인 과부하를 달성하는 것이 아닌, 운동선수의 해부학적인 구조와 인장강도의 점진적 적응하는 끌어내는 것이다. 이 단계는 특별하게 근비대에 초점이 맞춰져 있는 것은 아니지만, 등척성 시간 훈련으로 인한 긴장 상태 때문에 근육의 횡단면적의 증가가 발생할 수 있다. 또한 이 운동 단계에서는 편심성 및 등척성 수축에 투자하는 시간이 증가된다(그림 8.1 참조).

■ 목표

조직 준비 단계의 주된 목표는 다음과 같다.

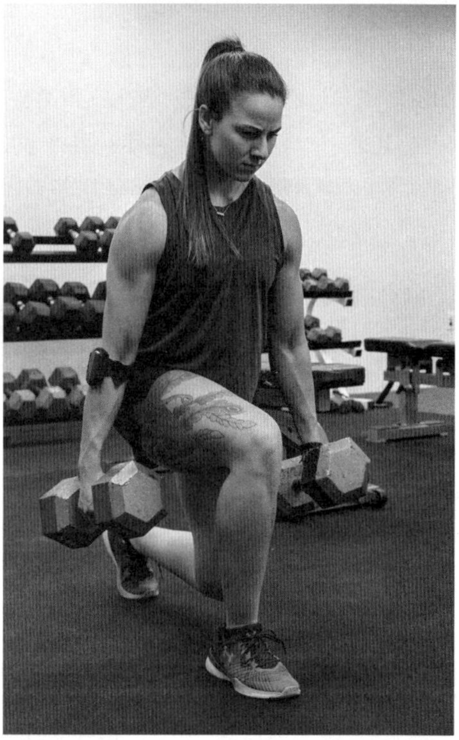

그림 8.1 조직 적응 단계에서 낮은 위치에서 등척성 운동을 적용하면 장력을 받는 시간을 증가시킬 수 있을 뿐만 아니라 역학적 단점이 가장 큰 움직임 패턴을 굳어지게 한다.

- 근력 장력 증진. 이 단계에서는 다음 단계에서 수행할 장기간, 고강도 세션을 수행하기 위한 힘줄과 인대 및 관절을 준비한다. 운동을 통해 생성된 젖산은 수소이온을 방출하게 되는데, 이 수소이온은 성장호르몬의 생성을 자극하여 콜라겐 합성을 촉진한다는 사실이 입증되었기 때문이다(5). 낮은 위치에서 등척성 수축 시간의 증가는 역학적으로 가장 큰 단점인 장력과 움직임 패턴을 굳어지게 한다. 조직 준비 단계와 근비대 단계 모두 더 무거운 부하는 이후 단계에서 힘의 적용을 증가하는 데 도움이 된다.
- 낮은 위치의 패턴에서 등척성 수축을 이용한다면 좋은 움직임을 다시 만들 수 있다. 이는 운동선수의 스포츠 종목에 특화된 역학적으로 잘못된 운동 패턴(근신경 이점, 협응)으로 인해 굳어진 근육군뿐만 아니라 장력 상태를 효율적으로 다시 만들기 위해 시간 투자를 늘리는 것도 포함해야 한다. 낮은 강도의 부하를 적용하여 편심성 및 등척성 수축을 시행하는 이유다. 그러나 단축성 단계는 속근 섬유들을 자극하기 위해 폭발적인 수축을 유지해야 한다.

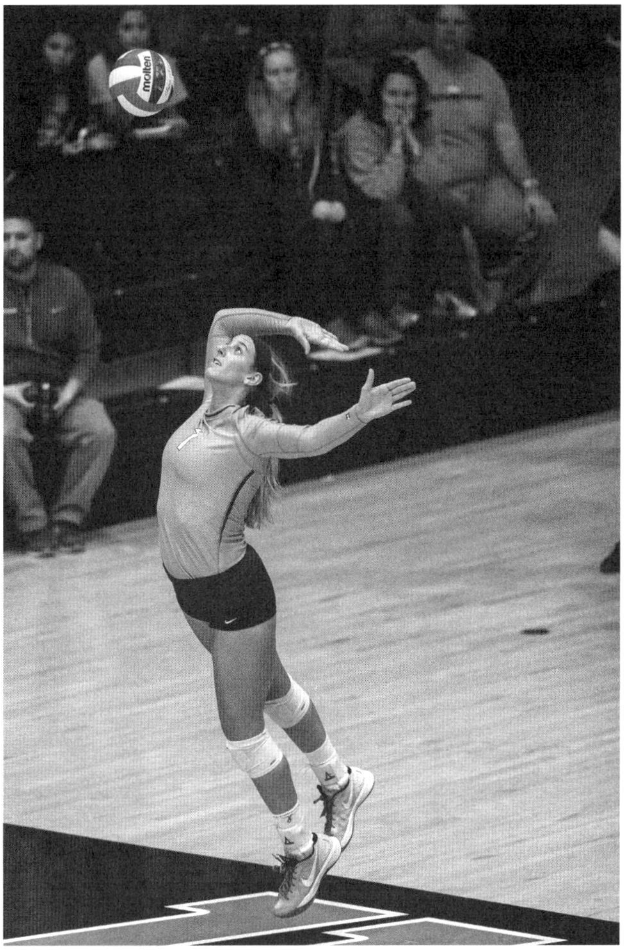

모든 스포츠에는 폭발적인 움직임이 동반된다. 따라서 조직 준비 단계에서 편심성 및 등척성 수축 속도는 유지하더라도 단축성 수축 속도는 폭발적으로 수행하여 속근 섬유를 자극해야 한다.

■ 훈련 매개변수

운동 유형	스쿼트, 데드리프트, 벤치 프레스, 로잉, 푸시업, 턱걸이 등 다관절 운동은 동화 작용 호르몬 분비를 더 자극하기 때문에 근성장 촉진과 스포츠 활동에 사용되는 원동력을 강화하는 목적으로 적용해야 한다.	
훈련 강도	장력을 받는 시간이 길기 때문에 저강도 및 고속도 손실은 조직 준비 단계와 근비대 1단계와 2단계 모두에서 적용된다.	1RM의 40~60% (매주 증가)

설정 속도	모든 선수들은 1.0m/s부터 시작하며, 1RM 비율에 따라 매주 0.75~0.80m/s의 강도로 증가시킨다. 참조: 처음의 두 단계는 최대 피로를 유발하기 때문에 속도 기반 훈련의 속도는 시작 지점을 제공하기 위해서만 사용해야 한다. 속도 기반 훈련은 주로 처음의 두 단계에서 속도 반복과 시간의 측정을 통해 손실에 대해서 모니터링해야 한다.	0.75~1.0m/s (처음 훈련 시작 기준점)
손실 속도	30~40%	
속도	속근 섬유의 컨디션을 유지하기 위해서는 편심성 수축과 등척성 수축 훈련이 강조되고 있다. 단축성 수축은 폭발적으로 수행한다.	3-1-0, 3-2-0, 4-2-0
반복 횟수	선수들은 12~15회의 반복 횟수로 시작하여서 매주 감소해서 6~8회까지 줄여나가야 한다. 근육의 긴장 상태 유지는 40~70초 사이에서 훈련할 때마다 달라야 한다. 근육의 긴장 시 무산소성 젖산 과정이 메인으로 에너지 시스템으로 사용된다(속도 손실을 기반으로 설정하는 6장의 방법 II 참조).	12~15의 반복 횟수에서 8회의 반복 횟수까지(반복 횟수에 따른 속도 손실의 통합적인 계획을 통해 매주 2회의 반복 횟수 감소)
세트 수	운동 종목당 2~4회	
휴식 시간	세트 수 사이마다 1~2분	
훈련 빈도	주 2~4회의 빈도 (전신 훈련 시: 주 2~3회, 분할 훈련 시: 주 4회[상지: 주 2회, 하지: 주 2회])	

■ 프로그래밍

1~3일 차의 하지 프로그램 예시

준비 운동	운동 종목		세트 수	운동 시간	휴식 시간	템포	설정 속도 (m/s)
	1	Tempo runs	1	30초	30초	—	—
파워 플라이오메트릭	운동 종목		세트 수	반복 횟수	휴식 시간	템포	설정 속도 (m/s)
	1a	Pogo jump	3	20	—	가능한 빠르게	—
	1b	hip flexor with band serratus	2	5	1분	—	—
	2a	Seated box jump	3	5	—	폭발적으로	—
	2b	Wall dribbles	2	20	—		

주요 운동	운동 종목		세트 수	반복 횟수	휴식 시간	템포	설정 속도 (m/s)
	1a	Trap bar deadlift	3	12	—	3–2–0	0.75~1.0
	1b	Hip–flow circuit	3	각각 2회씩	1분	—	—
	2a	Back squat	3	12	—	3–2–0	0.75–1.0
	2b	Dead bug	3	각각 8회씩	1분	—	—
	3a	Lateral slide board lunge	3	각각 8회씩	—	—	—
	3b	Half–kneeling cable chop	3	각각 8회씩	1분	—	—

2~4일 차의 상지 프로그램 예시

준비 운동	운동 종목		세트 수	운동 시간	휴식 시간	템포	설정 속도 (m/s)
	1	Airdyne bike	1	5분	—	—	—
파워 플라이오메트릭	**운동 종목**		**세트 수**	**반복 횟수, 운동 시간**	**휴식 시간**	**템포**	**설정 속도 (m/s)**
	1a	Plyo chest press	3	20회	—	가능한 빠르게	—
	1b	Straight–leg hip turns	3	각각 5회씩	1분	—	—
	2a	Split stance recoil slams	3	각각 6회씩	—	폭발적으로	—
	2b	Bear crawl	3	30초	1분	—	—
주요 운동	**운동 종목**		**세트 수**	**반복 횟수, 운동 시간**	**휴식 시간**	**템포**	**설정 속도 (m/s)**
	1a	One–arm cable row	3	각각 12회씩	—	3–2–0	—
	1b	Side–lying external rotation	3	10회	—	—	—
	1c	Wall press abs	3	각각 8회씩	1분	—	—
	2a	Bench press	3	12회	—	3–2–0	—
	2b	Side plank	3	각각 10초씩 6회 반복	1분	—	—
	2c	Half kneeling cable chop	3	각각 8회씩	—	—	—
	3a	Suspension row	3	12회	—	3–2–0	—
	3b	Medicine ball halo)	3	각각 5회씩	1분	—	

참조: 이 단계를 포함한 모든 단계에서 속도 기반 훈련을 적용하여 리프팅 시 핵심 부분에서 폭발성을 유지하며 적용하는 것을 반드시 기억해야 한다. 이런 방식의 훈련 방법은 지근 섬유에 초점을 두기보다는 속근 섬유를 유지하는 데 도움이 된다.

2단계: 근비대

1단계의 근비대 훈련에서 기초 근력이 확보되면 2단계의 근비대 훈련에서 제지방량을 증가시키기 위한 노력이 필요하며, 이후 단계에서는 기능적인 운동 수행 능력의 향상에 목표를 두어야 한다. 목표를 달성하기 위해 운동선수는 근육 섬유에 대한 기계적인 스트레스와 무게 부하도 증가시켜야 하는데, 근장력 중에 총시간(특히 편심성 수축 중에서)과 운동량, 세트, 반복 횟수를 위한 근비대 훈련을 적용해야 한다. 근비대의 1단계와 2단계의 차이점은 운동 단위 동원에 있다(그림 8.2).

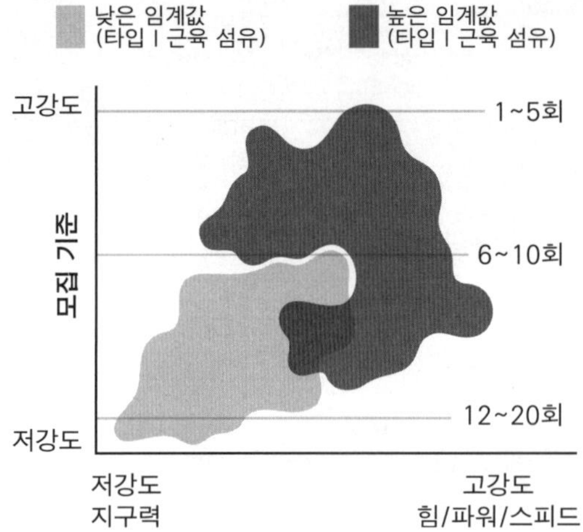

그림 8.2 근비대 1단계에서 역치값의 단면적을 증가하기 위해서는 낮은 강도에서 반복 횟수를 높이는 방법을 적용한다. 하지만 근비대 2단계에서 운동부하 강도의 증가는 높은 역치값을 가지는 운동 단위의 경우 더욱 빠르게 동원하게 한다.

근비대 1단계

이 단계에서의 저항 훈련은 낮은 역치값을 가지고 있는 근육의 단면적 증가에 중점을 둔다. 이 섬유들은 다음 단계에서 동원되는데, 운동선수가 실패지점에 도달할수록 높은 역치값을 가진 섬유들이 순차적으로 동원된다. 근육량의 최대화가 주목표인 운동선수들에게는 가벼운 부하를 통해 근긴장의 상태를 길게 유지하는 방법은 근비대를 위한 비수기 초반에 효과적이다. 근비대 1단계 훈련은 보디빌딩을 위해 미적 크기와 대칭을 달성하기 위해서 사용되기도 하는데, 이 단계에서는 지근 섬유의 증가를 목표로 한다.

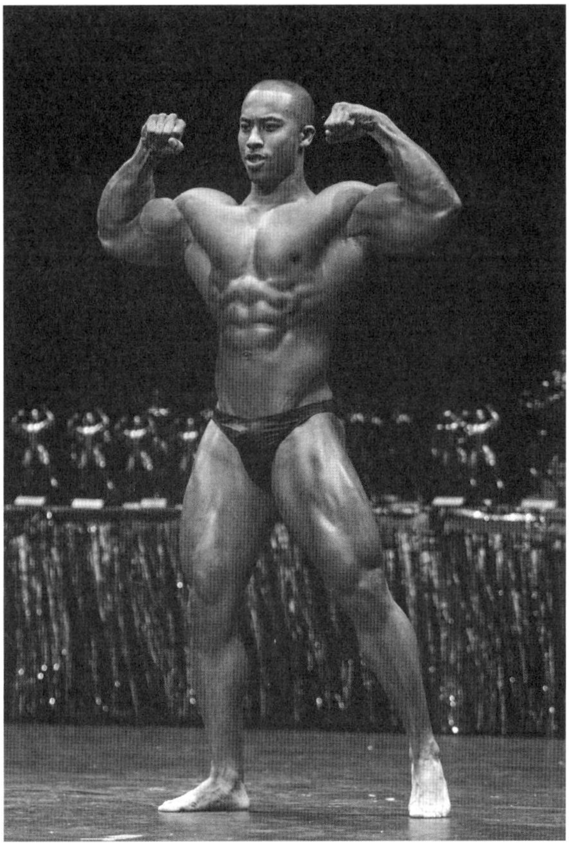

근비대 1단계는 보디빌딩에서 사용하는 주요 훈련 적응이지만, 운동능력을 위한 훈련의 초기 단계에서도 유용하다.

■ 훈련 매개변수

운동 유형	스쿼트, 데드리프트, 벤치 프레스, 조정, 팔굽혀펴기 그리고 턱걸이와 같은 다관절 운동은 동화작용 호르몬의 활성화를 더욱 자극하고 근육 성장을 촉진하기 위해 고려되어야 한다. 고립운동은 최소화로 유지한다.	
훈련 강도	모든 선수는 1RM의 40%로 또는 15회의 반복 횟수로 시작하고 1RM의 60%에 도달하거나 훈련 블록이 완수될 때까지 매주 강도를 5%씩 증가한다.	1RM의 40~60% (매주 강도 증가)
설정 속도	모든 선수는 1.0m/s의 강도로 시작하고 1RM을 기준으로 매주 0.75m/s까지 증가한다. 참고: 근비대 1단계와 유사하게 최대 피로를 유도한다. 결과적으로 속도 기반 훈련 시 초기 출발점의 속도를 제공하기 위해서 사용해야 하며, 처음 두 단계에서는 속도 손실 모니터링을 통해 반복 횟수와 훈련 시간을 측정하는 데 도움이 된다.	0.75~1.0m/s (처음 훈련 시작 기준점)

속도 손실	40~50%	
템포	단축성 수축 움직임은 근신경계 적응이 느리기 때문에 속근 섬유의 동원을 자극할 수 없다. 속도와 파워가 중요하게 지배하는 스포츠 종목을 위해서는 단축성 수축의 움직임 속도를 느리게 운동하는 것이 필요하다. 결과적으로 속도는 이 훈련 단계의 시작점으로만 사용된다. 목표에 도달하기 위해서 최대 피로를 유발하는 최대 반복 횟수까지 수행하면 되므로 반복 횟수를 계산할 필요가 없다. 운동선수에게 리프팅 동작에서 단축성 수축 시 가능한 항상 빠르게 동작하도록 지시하는 것이 중요하다.	3–0–0, 4–0–0
반복 횟수	모든 운동선수는 15~16회의 반복 횟수에서 시작하고, 매주 2회씩 10회로 감소시킨다. 다시 한 번 말하지만, 이것은 더 큰 근육 파괴를 이끌어내고 타입 I 근육 섬유의 단면적 증가를 최적화하기 위해 반복 또는 세트에서 40~50%의 더 많은 감소를 보일 때이다.	16회에서 10회까지 (설계된 반복 횟수에서 속도 손실과 통합하여 매주 2회씩 감소)
세트 수	전신 운동 시 20~24개의 운동 종목 그리고 상지와 하지의 분할 운동 시 10~12개의 운동 종목당 3~5세트	운동 종목당 3~5세트
휴식 시간	휴식 시간은 운동선수의 근지구력 수준에 따라 다르게 적용한다. 규정된 속도에 따라 최소한도로 필요로 하는 휴식 시간을 부여하지만, 운동 강도가 증가하거나 운동선수의 훈련 수준이 3단계에 다다를수록 휴식 시간도 증가한다.	1~3분
훈련 빈도	전신 운동 시 주 2회의 빈도로 수행하며, 상지 및 하지의 분할 운동 시 주 4회의 빈도로 수행해야 한다.	

■ 프로그래밍

1~3일 차의 하지 프로그램 예시

준비 운동	운동 종목		세트 수	운동 시간	휴식 시간	템포	설정 속도 (m/s)
	1	가볍게 달리기	5	30초	30초	—	—
파워 플라이오메트릭	**운동 종목**		**세트 수**	**반복 횟수, 운동 시간**	**휴식 시간**	**템포**	**설정 속도 (m/s)**
	1a	Squat jump	3	5회	—	폭발적으로	—
	1b	Hip–flow circuit	2	각각 2회씩	—	—	—
	1c	Half–kneeling side starts	3	각각 2회씩	—	폭발적으로	—
	1d	Shoulder tube	2	30초	1분	—	—

주요 운동 (1RM의 40~60%, 40~50%의 속도 손실 수준의 운동 강도를 유지)	운동 종목		세트 수	반복 횟수, 운동 시간	휴식 시간	템포	설정 속도 (m/s)
	1a	Barbell Romanian deadlift	5	12회	—	4-0-0	0.75~1.0
	1b	Yoga plex	3	30초	2분	—	—
	2a	Barbell front squat	5	12회	—	4-0-0	0.75~1.0
	2b	Reach, roll, lift	3	5회	2분	—	—
	3a	Lateral slide board lunge	5	각각 12회씩	—	4-0-0	0.75~1.0
	3b	Band distractions with perturbations	3	3회	2분	—	—
코어와 회전근개 운동	운동 종목		세트 수	반복 횟수, 운동 시간	휴식 시간	템포	설정 속도 (m/s)
	1a	Plank	3	30초	—	—	—
	1b	Side bridge	3	각각 8회씩	1분	—	—

2~4일 차의 상지 프로그램 예시

준비 운동	운동 종목		세트 수	반복 횟수, 운동 시간, 거리	휴식 시간	템포	설정 속도 (m/s)
	1	Airdyne bike	1	5분			
파워 플라이오메트릭	운동 종목		세트 수	반복 횟수	휴식 시간	템포	설정 속도 (m/s)
	1a	Medicine ball slam 4~5kg	3	8회	—	폭발적으로	—
	1b	Pogo jump	2	20회	1분	가능한 빠르게	—
	2a	Medicine ball shovel pass 3~4kg	3	각각 6회씩	—	폭발적으로	—
	2b	Deep-squat breathing	2	5회	—	—	—

2단계: 근비대

주요 운동 (1RM의 40~60%, 40~50%의 속도 손실 수준의 운동 강도를 유지)	운동 종목		세트 수	반복 횟수	휴식 시간	템포	설정 속도 (m/s)
	1a	Incline T-row	5	12회	—	4-0-0	0.70~0.80 (처음 훈련 시작 기준점)
	1b	Dowel trap raise	3	8회	2분		
	2a	One-arm dumbbell bench press	5	각각 12회씩	—	4-0-0	0.70~0.80 (처음 훈련 시작 기준점)
	2b	Bench T-spine mobility	3	5회	2분	—	—
	3a	One-arm cable row	5	각각 12회씩	—	4-0-0	0.70~0.80 (처음 훈련 시작 기준점)
	3b	Dead bug	3	각각 8회씩	2분	—	—
코어와 회전근개 운동	운동 종목		세트 수	반복 횟수, 거리	휴식 시간	템포	설정 속도 (m/s)
	1a	Pall of press	2	각각 8회씩	—	—	—
	1b	Bear crawl	2	연속 20야드 (약 18.19m)	1분	—	—

운동선수는 이미 상당량의 근육량을 보유하고 있기에 근비대 2단계에서 더 빠르게 훈련을 수행하는 것이 효율적이며, 낮은 역치점을 보유하고 있는 섬유의 크기들의 증가를 목표로 하는 근비대 1단계보다 더욱 근육 단위 동원에 효과적인 것으로 나타난다.

근비대 2단계

근비대 2단계의 초점은 높은 역치값의 섬유들을 리프트 시작과 동시에 운동 단위 동원이 가능하게 하는 것이다. 이것은 운동 수행 능력에 아주 중요한데, 궁극적으로 근육 내 협응을 통해 스포츠를 수행할 때 높은 역치값의 운동 단위들이 동원에 걸리는 시간의 단축을 원한다(그림 8.3 참고). 이러한 근비대의 유형이 특정 스포츠의 근비대로 정의되는 이유이다.

근비대 2단계 동안에 특정 주요 주동근의 신경의 구성 요소들을 무시하지 않고 크기가 증가한다(7). 대부분의 스포츠에 해당되지만 축구, 야구, 단거리 육상, 투포환 그리고 원반던지기와 같은 순간적으로 고강도의 폭발적인 힘을 필요로 하는 스포츠에서 특히 필요하다. 근

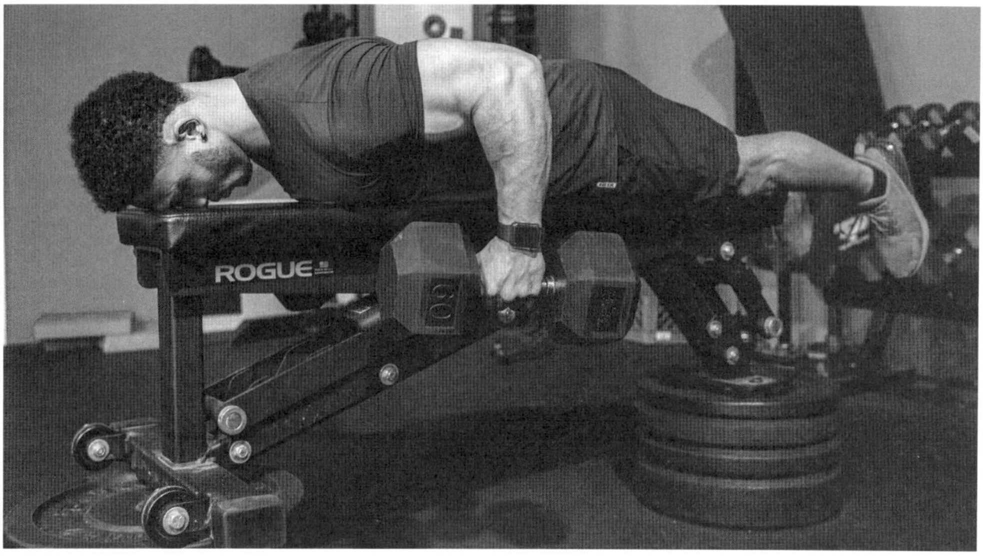

그림 8.3 벤치 로우 동작과 같은 운동의 적용은 근비대 2단계에서 동화작용 호르몬의 작용을 자극하고 높은 역치값의 섬유의 단축성 성질을 증가시키는 데 더욱 도움이 된다.

비대 2단계에서 적용되는 강도는 일반적으로 근비대 1단계보다 높지만 반복 횟수가 감소되고 세트 수와 훈련-휴식 시간의 비율이 증가한다. 따라서 운동선수들은 이미 상당량의 제지방 근육을 소유하고 있기에 운동 단위 동원을 증진하기 위해서 근비대 1단계 대신 근비대 2단계를 적용할 수 있다. 여기서 운동부하를 증가하면 근비대 2단계가 근비대 3단계의 최대하 근력으로 전환된다.

■ 훈련 매개변수

<table>
<tr><td>운동 유형</td><td colspan="2">스쿼트, 데드리프트, 벤치 프레스, 조정, 팔굽혀펴기 그리고 턱걸이와 같은 다관절 운동은 동화작용 호르몬의 활성화를 더욱 자극하고 근육 성장을 촉진하기 위해 고려되어야 한다. 고립운동은 최소화로 유지한다.</td></tr>
<tr><td>운동 강도</td><td>모든 선수는 1RM의 70%로 또는 10~12회의 반복 횟수로 시작하고 1RM의 85%에 도달하거나 훈련 블록이 완수될 때까지 매주 강도를 5%씩 증가한다.</td><td>1RM의 70~85%
(매주 강도 증가)</td></tr>
<tr><td>설정 속도</td><td>모든 선수는 0.40~0.60m/s의 강도로 시작하고 1RM을 기준으로 매주 0.50m/s까지 증가한다. 근비대 1단계와 유사하게 최대 피로를 유도한다. 결과적으로 속도 기반 훈련 시 초기 출발점의 속도를 제공하기 위해서 사용해야 하며, 처음 두 단계에서는 속도 손실 모니터링을 통해 반복 횟수와 훈련 시간을 측정하는 데 도움이 된다.</td><td>0.40~0.60m/s
(처음 훈련을 시작하는 속도의 기준점)</td></tr>
</table>

속도 손실	다시 한 번 언급하지만, 이 단계의 설정 속도는 시작점으로만 사용된다. 손도 손실은 10~20% 사이에 있기 때문에 근비대 2단계에서는 '고부하 파워'라고도 한다. 또한 운동선수에게 리프팅 시 단축성 단축 단계에서 무게중심의 이동을 가능한 빠르게 할 수 있도록 지시하는 것이 중요하다.	10~20%
템포	근비대 2단계는 더욱 높은 부하를 적용하기 때문에(1RM의 75~85%) 높은 역치값 근섬유를 빠르게 동원하는 것을 목표로 편심성 수축은 적용하지 않는다. 따라서 표준적으로 1-0-0 또는 2-0-0의 템포를 사용한다. 근비대 2단계는 대부분의 세트와 움직임에서 속근 섬유들의 근비대를 위한 근긴장의 유지를 허용한다는 점에서 근비대 1단계와 구별된다.	1-0-0, 2-0-0
반복 횟수	모든 운동선수는 10회의 반복 횟수에서 시작하고, 매주 2회씩 10회로 감소시켜 5회까지 감소시킨다. 다시 한 번 말하지만, 이것은 속근 근육 섬유의 단면적 증가를 최적화하기 위해 반복 또는 세트에서 10~20%의 더 많은 감소를 보일 때이다.	10회에서 5회까지 (설계된 반복 횟수에서 속도 손실과 통합하여 매주 2회씩 감소)
세트 수	전신 운동 시 20~24개의 그리고 운동 종목 상지와 하지의 분할 운동 시 종목당 3~8세트	운동 종목당 3~8세트
휴식 시간	휴식 시간은 운동선수의 근지구력 수준에 따라 다르게 적용한다. 규정된 속도에 따라 필요로 하는 최소한의 휴식 시간을 부여하지만, 2~5분을 초과하지 않는다. 운동 강도가 증가하거나 운동선수의 훈련 수준이 3단계에 다다를수록 휴식 시간은 4~5분으로 증가한다.	2~5분
훈련 빈도	전신 운동 시 주 2~3회의 빈도로 수행하며, 상지 및 하지의 분할 운동 시 주 4회의 빈도로 수행해야 한다.	

■ 프로그래밍

전신 프로그램 예시

준비 운동	운동 종목		세트 수	운동 시간	휴식 시간	템포	설정 속도 (m/s)
	1	Spin bike or Airdyne bike	1	5분	—	—	—
파워 플라이오메트릭	운동 종목		세트 수	반복 횟수, 운동 시간	휴식 시간	템포	설정 속도 (m/s)
	1a	Medicine ball slam 4~5kg	3	8회	1분	—	—
	1b	Band lateral stretch	2	각각 30초씩	—	—	—
	2a	Box jump	3	6회	—	—	—
	2b	T-spine rotation	2	각각 8회씩	1분	—	—

주요 운동 (1RM의 75~85%, 10~20%의 속도 손실 수준의 운동 강도를 유지)		운동 종목	세트 수	반복 횟수, 운동 시간	휴식 시간	템포	설정 속도 (m/s)
	1a	Straight-bar deadlift	5	5~8회	—	2-0-0	0.50~0.60
	1b	Band hamstring stretch	4	30초	2분	—	—
	2a	One-arm dumbbell row	5	각각 5~8회씩	—	2-0-0	0.40~0.50
	2b	Cat-camel stretch	4	10회	2분	—	—
	3a	Barbell front squat	5	5~8회	—	2-0-0	0.50~0.60
	3b	Sumo stretch	4	30초	2분	—	—
	4a	Loaded push-up	5	5~8회	—	2-0-0	0.40~0.50
	4b	Doorway pectoral stretch	4	30초	2분	—	—
코어 운동		운동 종목	세트 수	반복 횟수, 운동 시간	휴식 시간	템포	설정 속도 (m/s)
	1a	Plank	3	30초	—	—	—
	1b	Side plank	3	각각 8회씩	1분	—	—

긴 시즌 기간과 적절한 휴식 시간 후, 새로운 시작을 위한 준비 기간에 좋은 상태로 복귀하는 것은 필수적이다. 이러한 목표를 달성하기 위해서 운동선수는 효율적인 움직임을 재형성하고 조직 준비 단계(1단계)에서 조직과 건의 질과 근력을 증가시켜야 한다. 낮은 역치값과 높은 역치값의 근섬유의 기계적 장력과 제지방량의 증가는 2단계인 근비대에서 중점적으로 이루어져야 한다. 이 과정은 운동선수가 향후 단계에서 더 높은 부하의 적응에 기반이 된다.

CHAPTER

9

비시즌-중기: 최대하 근력과 최대 근력

1단계에서 인대와 관절 조직을 준비시키고, 2단계에서는 근섬유 횡단면적(크기)을 증가시키는 시간을 보낸 이후, 준비 기간의 후반부인 3단계에서는 더 큰 근력 적응을 위한 시간을 보낼 때이다.

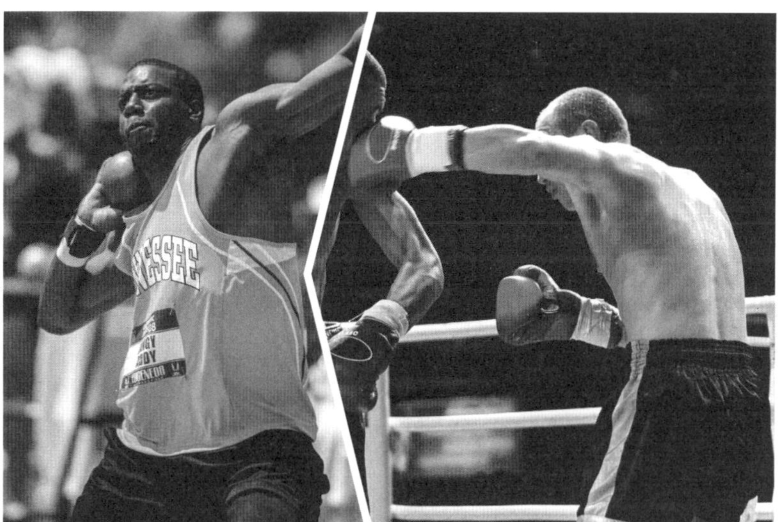

대부분 스포츠에서, 최대 힘의 발달은 속근 섬유의 동원, 그들의 활성화 빈도, 그리고 주어진 움직임에 관련된 주요 근육들을 동시에 동원하는 능력이 중요하다.

© Human Kinetics

운동선수의 비시즌 프로그램의 개발 시 모든 단계가 중요하겠지만, 나는 일반 근력general strength이 모든 다른 유형의 근력을 발달시키는 것에 있어 가장 기초가 되기 때문에 일반 근력을 최대로 끌어올리는 것이 핵심이라고 생각한다. 대부분 스포츠에서, 최대 근력의 발달을 통해 속근 섬유의 동원, 그들의 활성화 빈도, 그리고 주어진 움직임과 관련된 주요 근육들을 동시에 활성화하는 능력을 개발할 수 있다(Howard et al., 1985). 비시즌 후기 동안에 파워를 훈련하는 것이 좋은 예다. 파워는 근력과 스피드에 의해 생성되므로, 파워의 향상은 최대 근력의 향상을 먼저 요구한다. 결과적으로, 근력 훈련은 운동선수가 높은 수준의 퍼포먼스를 성취하고, 빠른 파워의 향상을 이루기 위한 전제 조건이 된다.

근력 훈련 시 중요한 것은, 모든 유형의 근력이 동등하게 생성되지 않는다는 점을 깨닫는 것이다. 하나의 근력은 나머지 근력이 없이는 효율적으로 작동하지 않으므로, 두 가지 서로 다른 근력의 범주와 그것이 언제, 어떻게 사용되는지 이해하는 것이 중요하다.

- 일반 근력. 일반 근력은 다른 모든 유형의 근력 발달을 위한 토대이며, 종목-특이적 근력을 위한 기초를 제공한다. 일반 근력은 높은 훈련 경력을 가지고 있는 엘리트 선수들(최소 3년 이상의 훈련 경력을 가진)을 위한 비시즌 훈련 계획의 초기 3단계에서 집중적으로 다뤄진다. 그러나 경험이 많지 않은 선수나 초보자의 경우에는, 연간 계획에서 주요 목표로 다뤄져야 한다. 강도의 범위는 최대하 근력의 경우 1회 최대 반복 횟수 무게의 60~80% 범위의 부하를 통해 훈련하며, 최대 근력은 80% 이상의 부하로 진행한다. 참고: 일반 근력을 위해 충분한 시간을 보내지 않는 경우, 종목 특이적 기술을 개발하기 위해 고안된 추후의 모든 단계에 부정적인 영향을 미칠 수 있다. 또한 이러한 기초를 충분히 훈련하지 않으면 운동선수가 힘을 견뎌 낼 수 있는 능력이 저하되어 부상 위험이 증가할 수 있다.
- 특이적 근력. 특이적 근력 훈련(10장에서 다룸)은 향상된 근력을 파워 또는 스포츠로 전환하는 비시즌 후기에 포함되어 있다. 특이적 근력 훈련은 관절 가동범위의 지속적인 향상을 위해 설계된 운동, 에너지 시스템 기여 및 움직임에 관한 종목 특이적 특성을 담고 있다. 이 훈련은 적절한 수준의 일반 근력을 개발하기 위해 보통 1년에서 3년 정도의 시간을 보낸 이후에 진행된다. 참고: 몇몇 운동선수는 유전적인 요인에 의해 더 빠르게 일반 근력이 개발될 수 있다.

특이적 근력 훈련은 1회 최대 반복 횟수 중량의 40~60%의 부하를 이용해 훈련을 진행한다(초속 0.75~1.0m-m/s). 물론 같은 프로그램 안에서 근육의 수축성 특성 훈련을 지속하기 위해 60% 이상의 무거운 부하가 사용될 수 있지만, 더 종목 특이적 움직임을 훈련하기 위해 대부분 이러한 가벼운 부하를 이용하여 프로그램이 설계된다. 운동의 선택은 해당 선수의 종목에 기반하여 이뤄진다. 몇몇을 예로 들자면, 아마도 행 클린은 배구 선수를 위해, 무거운 썰매 밀기는 미식축구의 오펜시브 라인맨을 위해, 또한 랜드마인 프레스는 투포환이나 다른 투척 종목의 선수를 위해 사용될 수 있을 것이다(그림 9.1 참고).

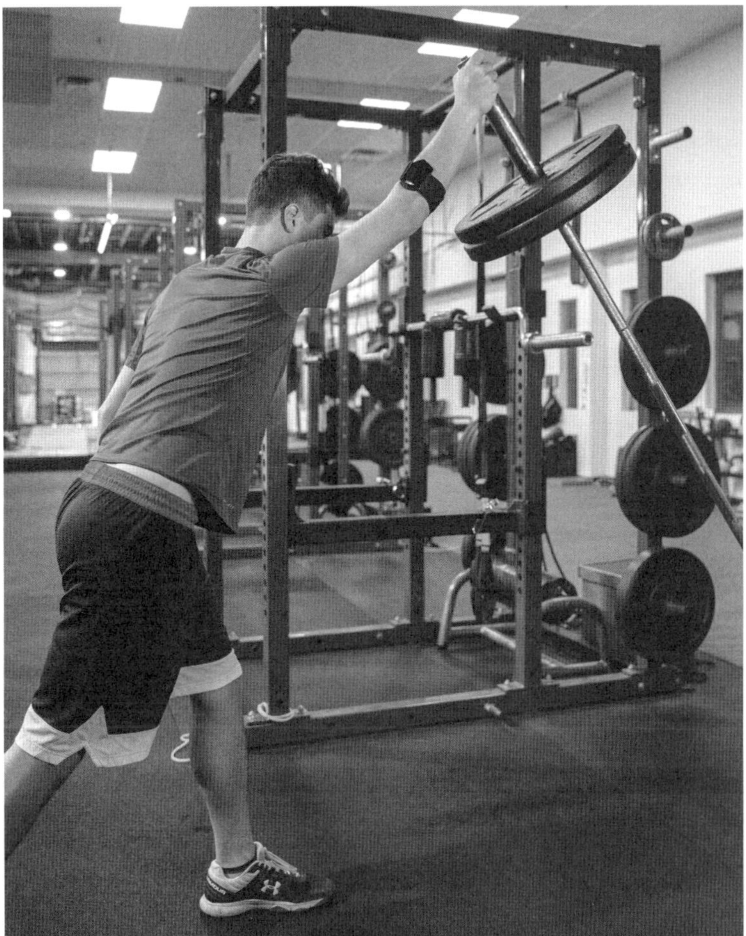

그림 9.1 투포환 선수가 랜드마인 프레스를 수행하는 것과 같이, 비시즌 후기 근력 훈련은 더 종목 특이적인 부분에 초점을 맞춘다.

3단계: 최대하 근력과 최대 근력

상대 근력의 향상은 복싱과 레슬링 같은 체급 경기에서 특히 중요하다.

처음 2개의 단계에서 근비대와 신장력을 발달시킨 후, 최대하 근력과 최대 근력의 3단계에서는 뒤따라오는 모든 다른 단계를 위한 기초를 확립하게 된다. 이 단계는 이전 단계보다 약간 길며 2개의 분리된 3~4주간의 중주기로 구성되고, 최대하 근력에서 최대 근력으로 이어지는 각각의 주기마다 다른 부하를 사용하여 훈련을 진행한다.

■ 목표

최대하, 최대 근력 구간에서의 주요 목표는 다음과 같다.

- 속근 섬유의 높은 수의적 운동 단위 동원. 최대 근력 단계에서 높은 강도와 부하를 사용함으로써, 운동선수는 더 높고 효율적으로 속근 섬유를 동원할 수 있다(그림 9.2 참고). 이것은 파워를 증가시키는 결정적 요인이기 때문에, 스피드와 파워 의존성 스포츠를 위해 선수들이 높은 신경 출력에 도달할 수 있도록 하는 데 있어 절대 근력을 훈련하는 것이 중요한 이유가 된다.

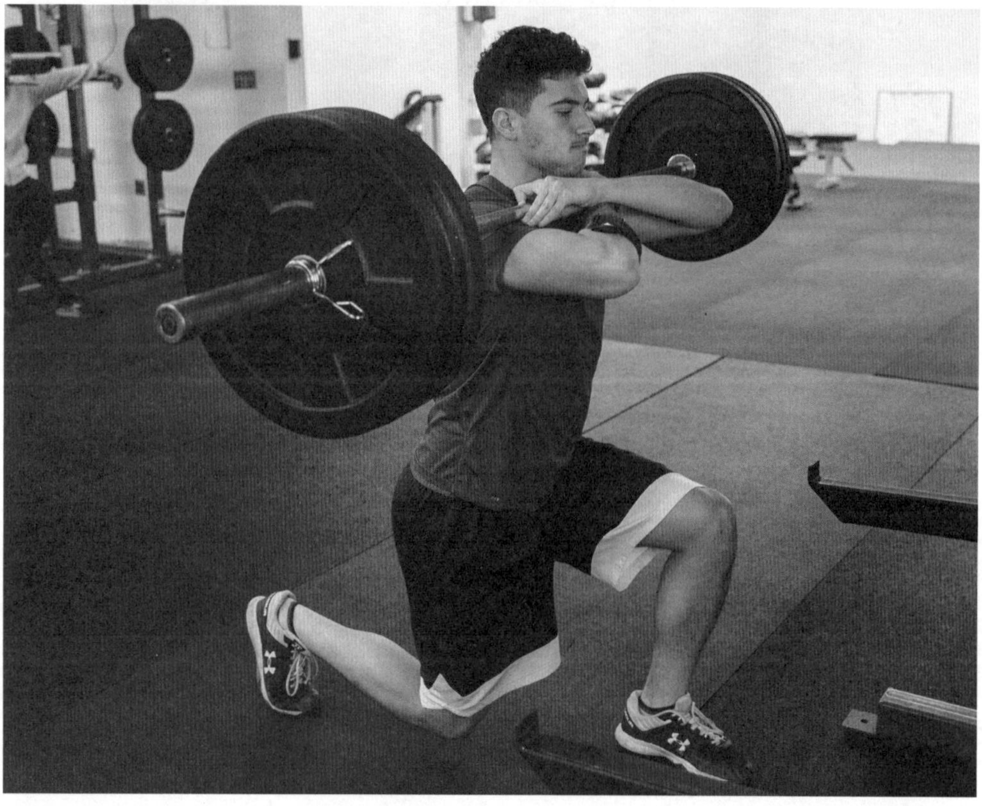

그림 9.2 최대 근력 훈련 시에는, 주 움직임 관절과 근육을 포함하는 주요 다관절 운동에 초점을 맞춘다.

- 테스토스테론 수치와 상대 근력 향상. 테스토스테론 수치의 향상은 최대 근력을 증가시키는 데 도움을 주며, 이것은 다시 말해 체중 대비 절대 근력의 비율, 즉 상대 근력의 향상에 도움을 줄 수 있다는 것을 의미한다. 혈중 테스토스테론 수치의 증가는 오직 근력 훈련의 총운동량이 충분할 때만 일어난다. 이것은 선수마다 다르지만, 일반적으로 수치의 증가는 주당 2~3회의 훈련을 통해 일어난다. 반면에 절대 근력을 너무 자주 훈련하게 되면, 혈중 테스토스테론 수치의 감소라는 반대의 효과가 나타난다. 이것은 우리가 최대 이하의 속도와 부하를 사용하여 최대 근력의 훈련을 시작하는 이유 중 하나가 된다.

3단계에서 훈련 시, 우리는 가속 근력 구간의 속도를 사용하는 것을 포함하여 근육 간 협응에 첫 번째 초점을 맞춰 최대하 근력을 훈련한다. 반드시 가속 근력 구간에서 충분한 시간을 보낸 후에(필요한 시간은 선수마다 다를 수 있음), 최대 근력(절대 근력) 훈련을 시작해야 한다. 절대 근력 구간에서 높은 부하와 속도를 사용하는 3단계의 다음 부분에서 우리는 높은 운동 동원을 위해 훈련하기 때문에, 근육 내 협응으로 훈련의 초점이 변화하는 것을 포함한다. 최대 근력 또는 최대하 근력 훈련을 위한 시간은 스포츠에 따라 다르며, 주로 다음의 두 가지 주요 신경 적응 중 어느 것을 더 고려해야 하는지에 따라 달라진다.

- 근육 간 협응. 이것은 단일 움직임의 운동학적 사슬 내 모든 근육이 협응하는 능력이다. 협응이 목표이기 때문에, 데드리프트, 스쿼트 그리고 벤치 프레스와 같은 핵심적인 복합 중량 운동이, 낮은 최대하 근력 구간에서 사용된다(가속 근력: 초속 0.50~0.75m 사이의 속도, 또는 1회 최대 반복 횟수 중량의 60~80% 사이에 해당하는 중량).
- 근육 내 협응. 이것은 최단 시간 내에 가능한 많은 운동 단위를 동원하는 능력이다. 운동 단위의 동원이 목표이기 때문에, 여전히 데드리프트, 스쿼트 그리고 벤치 프레스와 같은 핵심 복합 중량 운동을 사용하지만, 높은 최대 근력 구간에서 수행된다(절대 근력: 초속 0.50m 미만의 속도, 또는 1회 최대 반복 횟수 중량의 80% 이상에 해당하는 중량).

높은 신경 출력의 발달은 전력 질주와 같이 빠르고 폭발적인 스포츠에 있어 필수적인 유형 2 속근 섬유 활성의 열쇠다.

3단계: 최대하 근력과 최대 근력

■ 훈련 기준

<table>
<tr><td>운동의 유형</td><td colspan="3">스쿼트, 데드리프트 그리고 벤치 프레스와 같은 복합 관절 운동</td></tr>
<tr><td rowspan="2">훈련 강도</td><td rowspan="2">최대 근력을 개발하기 위한 유일한 방법은, 근육에서 가능한 높은 장력을 생성하는 것이다. 나는 순서에 따라 적당히 무거운(최대하), 무거운(최대) 부하 모두를 사용하기 때문에, 이 단계에서 6주에서 8주간의 긴 시간을 보내기를 권장한다.</td><td>최대하(가속 근력)
최대 부하를 사용하는 것은 CNS(중추신경계)의 활성과 속근 섬유 동원에 큰 영향을 끼쳐 근력 적응을 유발할 수 있으나, 가벼운 부하를 사용할 때는 근육 간 협응에 더 초점을 맞춘다. 또한, 약간 높은 속도와 약간 낮은 부하를 결합해서 사용하는 것은, 절대 근력 구간보다 더 높은 힘 출력을 일으킨다. 사실 대부분 운동선수가 높은 양의 힘 출력을 생산하는 구간은 이러한 낮은 구간이다.</td><td>초속 0.50~0.75m의 속도(1회 최대 반복 중량의 60~80%)</td></tr>
<tr><td>최대(절대 근력)
CNS 적응의 중요한 원인이 되는 적은 반복 횟수와 높은 부하의 사용: 근육 내 협응이 개선되어, 속근 섬유 동원이 증가한다.
참고: 최대하, 최대 방식 모두 백분율 기반이므로, 표시된 부하는 1회 최대 반복 중량의 백분율임을 의미한다. 그렇기에 단계 3을 시작하기 전에, 주요 운동의 1회 최대 반복 중량과 관계가 있는 VBT 속도를 정확하게 계산하기 위해 힘-속도 프로필을 사전 검사해야 한다.</td><td>초속 0.50m 미만의 속도(1회 최대 반복 중량의 80~95%)</td></tr>
<tr><td rowspan="2">VBT 속도*</td><td rowspan="2">최대 근력 훈련은 CNS의 높은 활성을 요구하기 때문에, 피로한 상태로 많은 훈련량을 절대 적용하지 않아야 한다. 이것은 VBT가 훈련량이 많은 요일에서 부하의 가중 수준에 관여할 수 있는 또 다른 예이다(6장 참고).</td><td>최대하(가속 근력)</td><td>초속 0.50~0.75m의 속도(1회 최대 반복 중량의 60~80%)</td></tr>
<tr><td>최대(절대 근력)</td><td>초속 0.50m 미만의 속도(1회 최대 반복 중량의 80~95%)(오직 단축성 구간만 고려)</td></tr>
<tr><td rowspan="2">VBT 속도 손실</td><td colspan="2">최대하(가속 근력)</td><td>20~30%</td></tr>
<tr><td colspan="2">최대(절대 근력)</td><td>20~30%</td></tr>
<tr><td rowspan="2">속도</td><td colspan="2">최대하(가속 근력)</td><td>2-0-0</td></tr>
<tr><td colspan="2">최대(절대 근력)</td><td>2-0-0</td></tr>
</table>

<table>
<tr><td rowspan="2">횟수</td><td colspan="2">최대하(가속 근력)</td><td>3~10</td></tr>
<tr><td colspan="2">최대(절대 근력)</td><td>1~6</td></tr>
<tr><td rowspan="2">세트 수</td><td colspan="2">최대하(가속 근력)</td><td>3~8</td></tr>
<tr><td colspan="2">최대(절대 근력)</td><td>3~8</td></tr>
<tr><td rowspan="2">휴식</td><td rowspan="2">휴식 간격은 근신경계 회복이 충분히 일어날 수 있도록, 운동선수의 신체적인 수준에 맞춰 설정된다.</td><td>최대하(가속 근력)</td><td>2~3분</td></tr>
<tr><td>최대(절대 근력)</td><td>3~5분</td></tr>
<tr><td rowspan="2">훈련 빈도</td><td colspan="2">최대하(가속 근력)</td><td>상체와 하체 훈련의 경우, 주에 3~4회 분할 수행, 전신 훈련의 경우, 주에 2~3회 수행</td></tr>
<tr><td colspan="2">최대(절대 근력)</td><td>상체와 하체 훈련의 경우, 주에 3~4회 분할 수행, 전신 훈련의 경우, 주에 2~3회 수행</td></tr>
</table>

* 신장성 과부하, 등척성 훈련과 같은 다른 방법도 근력 단계에서 사용할 수 있지만, 이러한 방법들은 VBT를 사용할 필요가 없으며 본문의 범위를 벗어난다.

■ 훈련 계획표

1번째, 3번째 훈련일을 위한 최대하 근력(가속 근력) 하지 훈련 프로그램 예시

준비 운동	운동 종목		세트 수	운동 시간	휴식 시간	템포	VBT 속도 (m/s)
	1	Jump rope	1	5분	—	—	—
파워 플라이오메트릭	**운동 종목**		**세트 수**	**반복 횟수, 운동 시간**	**휴식 시간**	**템포**	**VBT 속도 (m/s)**
	1a	Medial–lateral line hop	3	각 12회	—	폭발적	—
	1b	Deep–squat breathing	2	30초	—	—	—
	2a	45–degree bounds	3	각 5회	—	폭발적	
	2b	CARs	2	각 5회	1분	—	—
주요 운동 (1회 최대 반복 중량의 60~80% 중량과 20~30%의 속도 손실의 범위 유지)	**운동 종목**		**세트 수**	**반복 횟수, 운동 거리**	**휴식 시간**	**템포**	**VBT 속도 (m/s)**
	1a	Trap bar deadlift	5	3회	—	폭발적	0.50~0.60
	1b	Plank with reach	3	각 5회	—	—	—
	1c	Half getup	3	8회	2분	—	—
	2a	Split squat	5	각 5회	—	폭발적	0.60~0.70
	2b	Medial–lateral line hop	3	각 12회	—	—	—
	2c	Half–kneeling cable lift	3	각 8회	2분	—	—
	3a	Single leg deadlift	4	각 5회	—	—	0.60~0.70
	3b	Waiter’ s walk	2	방향당 20야드 (18m)	2분	—	—

2번째, 4번째 훈련일을 위한 최대하 근력(가속 근력) 상지 훈련 프로그램 예시

준비 운동	운동 종목		세트 수	운동 시간	휴식 시간	템포	VBT 속도 (m/s)
	1	Airdyne bike	1	5분	—	—	—
파워 플라이오메트릭	운동 종목		세트 수	반복 횟수, 운동 시간	휴식 시간	템포	VBT 속도 (m/s)
	1a	Plyo chest pass	3	8회	—	폭발적	—
	1b	90–90 hip flexor with band serratus	3	5회	—	—	—
	2a	Split stance overhead throw	3	6회	—	폭발적	—
	2b	Prone hip rotator stretch	3	30초	—	—	—
주요 운동(1회 최대 반복 중량의 60~80% 중량과 20~30%의 속도 손실의 범위 유지)	운동 종목		세트 수	반복 횟수, 운동 시간	휴식 시간	템포	VBT 속도 (m/s)
	1a	Incline T–row	5	3회	—	폭발적	0.40~0.50
	1b	Quadruped walkout	3	5회	—	—	—
	1c	Side–lying external rotation	3	각 10회	1분	—	—
	2a	Push–up	5	5회	—	폭발적	0.40~0.50
	2b	Half–kneeling cable lift	3	각 8회	—	—	—
	2c	Split stance ER hold	2	각 5회	1분	—	—
	3a	Suspension row	4	5회	—	폭발적	0.40~0.50
	3b	Hip–flow circuit	2	1분	1분	—	—

1번째, 3번째 훈련일을 위한 최대 근력(절대 근력) 하지 훈련 프로그램 예시

준비 운동	운동 종목		세트 수	운동 시간	휴식 시간	템포	VBT 속도 (m/s)
	1	Airdyne bike	1	5분	—	—	—
파워 플라이오메트릭	**운동 종목**		**세트 수**	**반복 횟수, 운동 시간**	**휴식 시간**	**템포**	**VBT 속도 (m/s)**
	1a	Weighted vest counter movement jump	3	각 5회	—	폭발적	—
	1b	Rotary 6-cone drill	2	30초	1분	—	—
	2a	Lateral power step-up	3	각 5회	—	폭발적	—
	2b	Shoulder tap	2	각 10회	1분	—	—
주요 운동(1회 최대 반복 중량의 80~95% 중량과 20~30%의 속도 손실의 범위 유지)	**운동 종목**		**세트 수**	**반복 횟수, 운동 시간**	**휴식 시간**	**템포**	**VBT 속도 (m/s)**
	1a	Trap bar deadlift	5	3회	—	2-0-0	0.30~0.50
	1b	Core stability at release	3	8회	—	—	—
	1c	Wall dribble	3	4회	3분	—	—
	2a	Reverse lunge(dumbbell or barbell)	5	각 3회	—	2-0-0	0.30~0.50
	2b	Wide-stance cable rotation	3	각 8회	—	—	—
	2c	Prone internal rotation	3	8회	3분	—	—
	3a	Single leg deadlift	4	각 3회	—	2-0-0	0.30~0.50
	3b	Shoulder tube	2	30초	3분	—	—

2번째, 4번째 훈련일을 위한 최대 근력(절대 근력) 상지 훈련 프로그램 예시

준비 운동		운동 종목	세트 수	운동 시간	휴식 시간	템포	VBT 속도 (m/s)
	1	Tempo run	8	30초	30초	—	—
파워 플라이오메트릭		**운동 종목**	**세트 수**	**반복 횟수, 운동 시간**	**휴식 시간**	**템포**	**VBT 속도 (m/s)**
	1a	Split stance recoil slam	3	6회	—	폭발적	—
	1b	Suspension deep-squat breathing	2	10~15초	—	—	—
	2a	Medicine ball step-back shovel pass	3	각 5회	—	폭발적	—
	2b	One-arm doorway pectoral minor stretch	3	30초	—	—	—
주요 운동(1회 최대 반복 중량의 80~95% 중량과 20~30%의 속도 손실의 범위 유지)		**운동 종목**	**세트 수**	**반복 횟수, 운동 거리, 운동 시간**	**휴식 시간**	**템포**	**VBT 속도 (m/s)**
	1a	One-arm dumbbell row	5	각 3회	—	2-0-0	0.30~0.40
	1b	Quadruped walkout	3	5회	—	—	—
	1c	Split stance external rotation hold	3	5회	3분	—	—
	2a	Eccentric barbell bench press	5	3회	—	2-0-0	0.30~0.40
	2b	Waiter's walk	3	방향당 20야드 (18m)	—	—	—
	2c	Prone hip rotator stretch	2	30초	3분	—	—
	3a	Incline T-row	4	3회	—	2-0-0	0.30~0.40
	3b	Band lateral stretch	3	30초	3분	—	—
컨디셔닝		**운동 종목**	**세트 수**	**운동 시간**	**휴식**	**템포**	**VBT 속도 (m/s)**
	1	Sled sprint	5	6초	1분	폭발적	—

3단계에서 최대하 근력과 최대 근력을 발달시킴으로써, 결국 근육 간, 근육 내 협응을 각각 개선할 수 있다. 3단계에서 근력의 발달을 통해 일어난 신경 출력의 개선은, 궁극적으로 4단계에서 파워, 파워 지구력, 근지구력의 향상으로 이어질 수 있다. 빠르고 폭발적인 운동선수를 만들기 위해서는, 유형 2 속근 섬유의 높은 활성을 개발하기 위한 핵심적인 적응이 일어날 수 있도록 정확하고 올바른 VBT 근력 구간 내에서 훈련을 진행해야 한다.

CHAPTER 10

비시즌 후기와 시즌 직전: 스포츠 특이적 파워로 전환

이 장은 비시즌의 이전 단계 동안에 발달시킨 다양한 유형의 근력들이, 운동선수의 특정 종목으로 전환되기 시작하는 4단계에 초점을 맞춘다. 종목 특이적 파워 훈련은 경쟁에 대비하기 위해 빠른 속도(파워)로, 특정 시간 동안(파워 지구력) 근력을 적용하는 방법을 익히는 것을 포함한다. 또한 다양한 유형의 종목 특이적 파워, 그리고 이와 연관된 올바른 속도 및 속도 손실에 대해서도 알고 있어야 한다.

이 장은 트랙 앤 필드 그리고 마라톤과 같은 필드 스포츠와 긴 경기에서 경쟁할 준비를 하는 운동선수들을 위한 다양한 유형의 근지구력 훈련에 대해서도 논의한다. 4단계의 대부분에서 파워와 파워 지구력(파워의 용량)에 대해 다루기 때문에, VBT를 사용하여 파워 출력뿐만 아니라 신체와 바벨의 속도 손실에 대한 비율을 관찰 및 추적하는 것은 체력단련실에서 그 어느 때보다도 중요한 초점이 된다. 또한 역도 운동Olympic lifting이나 이러한 더 탄성적인 움직임을 훈련할 때, 평균mean, 폭발적propulsive, 최대 속도peak velocities를 사용하는 것의 이점과 단점도 논의된다.

비시즌 후반부와 시즌 직전의 훈련을 위한 주요 목표

다음은 비시즌의 성취물을 스포츠로 전환할 때의 주요 목표다.

종목 특이적 파워와 근지구력으로 근력의 전환

스포츠로 전환되기 위한 최대 근력 단계의 훈련은 해당 종목에 따라 3가지의 필수적인 선택지 중 하나로 이어진다.

- 무산소성 파워. 이 유형의 파워는 1~10초 사이에 일어나는 고강도의 움직임을 위한 에너지를 공급하기 위해 ATP-PC(크레아틴 포스파겐) 시스템에 의존하며, 야구, 풋볼 그리고 트랙 앤 필드의 던지기와 단거리 육상 종목에 필요하다.
- 젖산 파워. 이 유형의 파워는 약 8~20초 사이의 고강도 움직임을 위한 에너지를 제공하고, 젖산 시스템(무산소성 해당과정)에 의존하며, 대부분의 필드 스포츠, 단거리 수영 경기와 단거리 육상 경기에서 필요하다.
- 파워 지구력. 우리는 스포츠의 파워를 폭발적으로 훈련시킬 뿐 아니라, 실제 경기 동안 반복적으로 사용할 수 있게끔 훈련해야 한다. 파워 지구력을 위한 훈련을 진행할 때, 우리는 3가지 에너지 시스템(ATP-PC, 젖산, 유산소 시스템)이 모두 동원될 수 있게 한다.

심장 효율성 및 젖산 역치의 개선

지구력 종목은 보통 긴 시간을 견디기 위해 최대하 속도로 수행되며, 따라서 근육의 장력은 낮다. 중추신경계는 장시간에 걸쳐 기능하도록 적응된 지근 섬유와 속근 섬유를 우선적으로 동원하며, 이것은 결국 심장의 좌심실 비대와 심박출량 모두를 증가시키게 된다. 또한 신체가 지방을 연료로 사용하게 만들며, 이에 따라 체내 저장된 글리코겐을 아끼고 젖산을 더 효율적으로 재사용할 수 있게 한다. 근력 단계가 완료되면, 긴 시간 동안 근력을 표출해야 하는 스포츠(예: 30초 이상 지속되는 육상 또는 수영 경기)를 위해서, 파워와 함께 근지구력을 훈련해야 한다. 이런 유형의 파워는 주로 유산소 에너지 시스템에 의존하며 2분 이상 지속되는 중~고강도의 움직임을 위한 에너지를 제공한다(예: 필드 스포츠, 100야드 이상의 수영, 장거리 육상 경기, 철인 3종 경기).

폭발적인 파워와 파워 지구력 훈련을 위한 속도 손실 모니터링

속도 손실을 관찰하기 위해 가속도계와 LPTs를 사용하는 것은 훈련의 대부분 측면에서 중요한 역할을 하지만, 4단계에서 다양한 유형의 파워와 파워 지구력 훈련에 있어서 특히 중요하다(그림 10.1). 만약 속도 또는 파워의 손실이 세트의 첫 번째 횟수보다 10~15%를 초과할 경우, 우리는 다음과 같은 몇 가지 사항을 알 수 있다.

- 운동선수가 매 횟수에서 전력을 다하지 않음(대부분 피로 때문).
- 휴식 간격을 조절할 필요가 있음(더 길게).
- 해당 세트가 힘든 컨디셔닝 세션으로 전환되어, 파워 지구력이 제대로 훈련되지 않음.

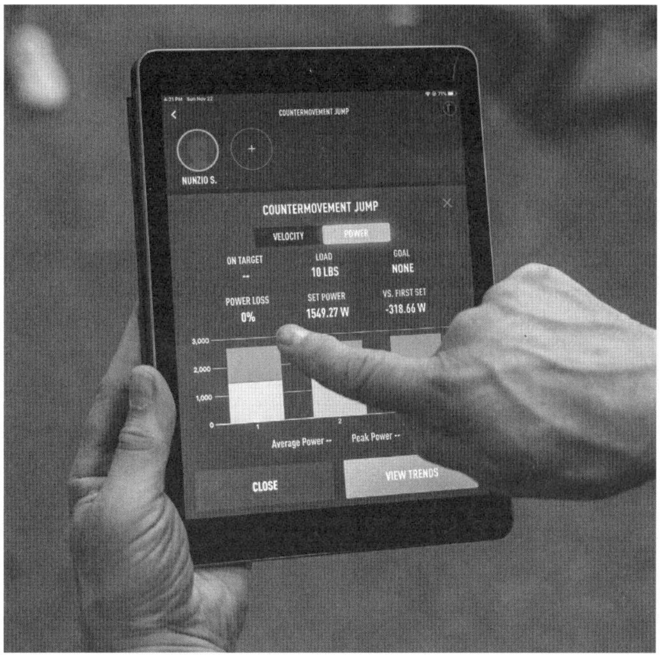

그림 10.1 가속도계와 LPTs는 속도 손실을 관찰하기 위한 훈련의 거의 모든 측면에서 핵심적인 역할을 하며, 다양한 유형의 파워와 파워 지구력을 훈련하는 4단계에서 특히 중요하다.

무산소성, 젖산 파워와 파워 지구력은 절대 피로한 상태에서 훈련해서는 안 된다. 만약 세트 사이에 충분한 휴식을 취하지 못해 동원 패턴이 망가지게 되면, 운동선수가 더 느리게 덜 효율적인 운동 패턴을 배우게 될 수도 있다. 이러한 이유로, 파워를 훈련할 때는 속도, 파워의 손실을 10% 이하(파워 지구력을 위해서는 15% 이하)로 설정하여 각 반복 수 동안 목적에 맞는 동작의 질과 더 높은 동원 패턴을 보장해야 한다. 이것은 더 나은 속도 향상으로 이어지며, 궁극적으로는 근력-속도와 속도-근력 구간 모두에서 파워의 생산으로 이어진다.

표 10.1은 4단계에서 훈련되는 특정 유형의 파워와 함께, 이전에 논의된 다양한 운동 수행 시간 및 강도에 따른 주요 에너지 시스템에 대한 목록이다.

표 10.1 운동 또는 경기의 수행 시간에 따른 특정 파워 요구 사항

경기 또는 운동의 수행 시간	종목 예	운동 강도	동원되는 주요 에너지 시스템	훈련되는 특정 파워
10초 미만	투포환 또는 야구	최대 폭발적 강도	인원질 시스템	무산소성 파워
10초~1분	50야드(46m) 접영	최대 강도	젖산 시스템	젖산 파워, 파워 지구력
1~2분	육상: 800m	고강도	젖산, 유산소 시스템	파워 지구력, 근지구력(단기)
2~8분	육상: 5000m	중강도에서 고강도	유산소 시스템	근지구력(장기)

종목 특이적 적응을 위한 프로그래밍

이 부분에서는 근력을 스포츠로 전환하기 시작할 때 사용되는 네 가지 훈련 적응을 위한 프로그래밍 방법을 다룬다. 무산소성 파워, 젖산 파워, 파워 지구력, 근지구력(단기, 장기). 프로그래밍의 관점에서 바라보는 파워와 파워 지구력 훈련의 차이는, 운동-휴식 시간의 비율이 어떻게 활용되는가에 있다는 것을 기억하라. 이에 따라, 다양한 스포츠에서 요구하는 각각의 특성을 위해 필요한 훈련 시간의 양도 다를 것이다.

여기에서 간략히 요약해 보자. 뛰고 발로 차는 축구 선수든, 단상에서 뛰어내리는 수영 선수든, 링 안의 MMA 선수든 간에 모든 스포츠(마라토너를 제외한)는 파워를 필요로 한다. 각 종목은 파워를 생산하기 위해 서로 다른 시간이 필요한 다양한 유형의 파워를 사용한다. 무산소 파워, 젖산 파워 또는 파워 지구력을 훈련할 때, 최대 파워는 근력-속도strength-speed 또

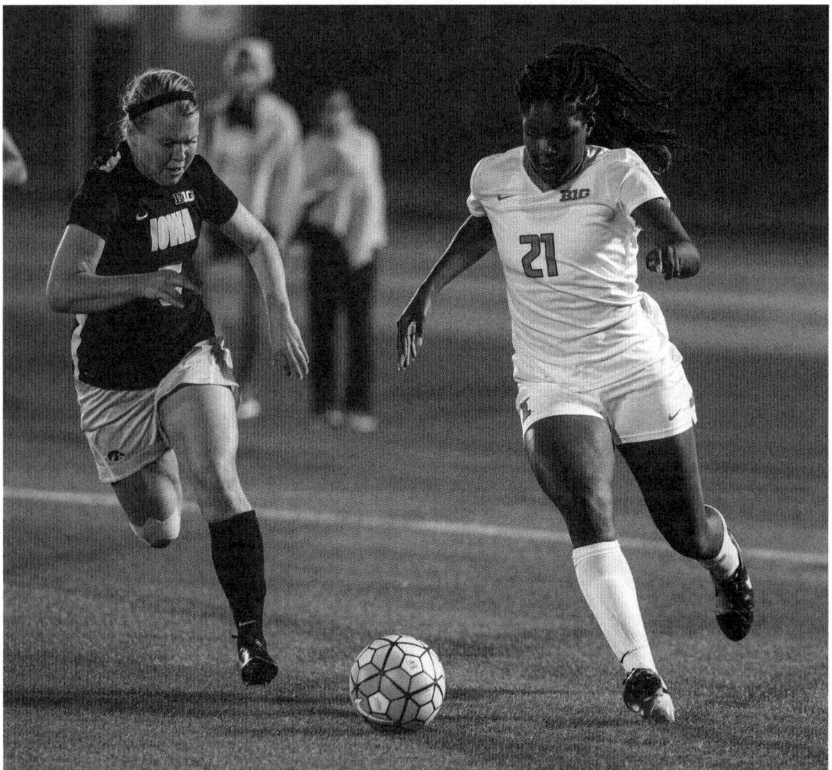

종목에 따른 다양한 유형의 파워는 각각 다른 시간 동안 생성되며, 무산소 또는 젖산 에너지 시스템을 훈련해야 한다.

는 속도-근력speed-strength 구간에서 생성된다. 4장에서 설명했듯이 이 2개의 구간은 혼합되어 사용되는데, 서로 다른 선수들이 가장 높은 파워 수치를 이 2개의 구간 중 하나에서 생성해 내기 때문이다. 이런 이유로, VBT는 파워의 손실과 파워 출력을 관찰하기 위해 사용된다. 이를 통해 선수들이 어디에서 가장 높은 파워 수치를 생산하는지에 대한 정보와 함께, 각 세트에서 파워를 유지하고 있는가에 대한 사실 또한 알 수 있다.

4단계에서는 역도 운동과 같은 탄성적인 움직임도 소개될 수 있다. 일단 빠른 움직임이 필요하게 되면, 탄성적인 움직임의 사용이 가장 중요해진다는 것을 기억하라. 이러한 운동들은 도구(바벨, 공 또는 신체)를 공중으로 던지며 수행된다. 운동 중 감속이 일어나지 않으므로, 단축성 움직임 전체의 속도를 측정하는 평균 속도를 사용하는 것은 그러한 운동의 속도를 추적하는 것에 있어 최고의 선택이 아닐 수도 있다. 행 클린이나 행 스내치 같은 탄성적인 움직임을 추적할 때, 힘은 오직 세컨드 풀까지만 바벨에 전달된다. 움직임이 적절하게 일어났을 때 선수가 절대 멈추거나 느려지지 않는다(감속)는 사실은, 평균 속도를 측정하는 것을 약간 무의미하게 만든다. 이러한 이유로 나는 감속 성분이 완전히 제외되어 측정이 이뤄지는 최대 속도를 사용하는데, 움직임이 가장 빠르게 일어나는 오직 100분의 1초(10 milliseconds)를 측정하기 때문이다.

만약 나에게 최종 선택권이 있고 모두가 텐도 유닛을 가지고 있다면, 나는 평균 추진 속도(MPVmean propulsive velocity)를 사용할 것이다. 불행하게도, 시중에 나와 있는 몇몇 도구만이 이러한 기능을 사용할 수 있기에, 역도 동작 측정 시 대부분은 최대 속도(PVpeak velocity)를 이용한다. 힘을 발생시키는 시간이 더 길수록, 우리는 더 빠른 속도를 기대할 수 있다. 이런 이유로, 더 긴 지레 팔을 갖는 키가 큰 운동선수는 역도 동작이나 다른 탄성적인 움직임 동안 대부분 더 빠른 속도를 예상할 수 있다. 높이에 따른 속도의 차이를 살펴보기 위해, 4장 61페이지에 나와 있는 2개의 역도 동작(스내치와 행 클린)의 예시를 다룬 표를 참고하라.

4단계: 무산소성 파워와 젖산 파워(1~4주)

무산소성 파워와 젖산 파워 사이의 주된 2가지 차이는, 파워가 생성되는 시간의 양과 훈련되는 에너지 시스템이며 이는 정해진 속도와는 관련이 적다. 비록 파워 발현의 지속 시간이 더 길더라도(시간이 약간 다르더라도), 젖산 파워를 훈련시킬 때와 무산소성 파워를 훈련시킬 때 같은 속도를 사용할 수 있고 반대의 경우에도 마찬가지다. 이것은 운동선수의 최대 근력과 파워 지구력의 수준에 의존하기 때문에, 앞에서 언급했듯이 VBT 기기를 이용하여 파워 산출량이나 속도 손실을 관찰할 뿐만 아니라, 세트 내에서 속도의 손실이 10% 미만으로 유지되는 동안 운동선수가 가장 큰 파워를 생성해 낼 수 있는 부하를 활용한 속도를 함께 관찰한다.

이 2가지 유형의 파워를 조금 더 자세하게 살펴보자.

무산소성 파워

■ 훈련 기준

강도	1회 최대 반복 중량의 40~80%(최대 파워 생성 구간)
VBT 속도	초속 0.50~1.0m(가속 스트렝스/스트렝스-스피드)
VBT 속도 또는 파워 손실	10% 미만
템포	폭발적
반복 수	2~5회(10초 미만)
세트 수	3~8세트
휴식	2~3분
훈련 빈도	전신의 경우 주당 2~3회 빈도, 상-하지 교차 수행 시 주당 3~4회 빈도

■ 프로그래밍

무산소성 파워를 위한 전신 프로그램 예시

<table>
<tr><td rowspan="2">준비 운동</td><td colspan="2">운동 종목</td><td>세트 수</td><td>운동 시간</td><td>휴식 시간</td><td>템포</td><td>VBT 속도 (m/s)</td></tr>
<tr><td>1</td><td>Tempo run</td><td>8</td><td>30초</td><td>1분</td><td>—</td><td>—</td></tr>
<tr><td rowspan="5">주요 운동 (1회 최대 반복 중량의 40~80%에 해당하는 중량과 10% 미만의 속도 또는 파워 손실의 범위 유지</td><td colspan="2">운동 종목</td><td>세트 수</td><td>반복 횟수</td><td>휴식 시간</td><td>템포</td><td>VBT 속도 (m/s)</td></tr>
<tr><td>1</td><td>Trap bar deadlift</td><td>6</td><td>5</td><td>2분</td><td>폭발적</td><td>하지: 0.75~1.0
상지: 0.60~0.80</td></tr>
<tr><td>2</td><td>Half-kneeling reverse cable row</td><td>6</td><td>5</td><td>2분</td><td>폭발적</td><td>상지: 0.60~0.80</td></tr>
<tr><td>3</td><td>Split squat</td><td>6</td><td>각 5회</td><td>2분</td><td>폭발적</td><td>하지: 0.75~1.0</td></tr>
<tr><td>4</td><td>Dumbbell bench-floor press</td><td>6</td><td>5</td><td>2분</td><td>폭발적</td><td>상지: 0.60~0.80</td></tr>
</table>

코어	운동 종목		세트 수	반복 횟수	휴식 시간	템포	VBT 속도 (m/s)
	1a	Dead bug	2	각 8회	—	—	—
	1b	Half-kneeling cable chop	2	각 6회	—	—	—
	1c	Shoulder tap	2	각 10회	1분	—	—
컨디셔닝	운동 종목		세트 수	거리	휴식 시간	템포	VBT 속도 (m/s)
	1	Buildup	5	30야드 (27m)	2분	—	—

젖산 파워

■ 훈련 기준

강도	1회 최대 반복 중량의 20~60%에 해당하는 중량(최대 파워 생성 구간)
VBT 속도	하지: 초속 0.75~1.3m 상지: 초속 0.60~1.0m (스트렝스-스피드 & 스피드-스트렝스)
VBT 속도 또는 파워 손실	10% 미만
템포	폭발적
반복 수	12~30회
세트 수	3~8세트
휴식	4~12분
훈련 빈도	전신의 경우 주당 2~3회 빈도, 상-하지 교차 수행 시 주당 3~4회 빈도

■ 프로그래밍

젖산 파워를 위한 전신 프로그램 예시

준비 운동	운동 종목		세트 수	종목시간	휴식 시간	템포	VBT 속도 (m/s)
	1	Tempo run	8	30초	—	—	—
주요 운동(1회 최대 반복 중량의 20~60%에 해당하는 중량과 10% 미만의 속도 또는 파워 손실의 범위 유지)	운동 종목		세트 수	종목시간	휴식 시간	템포	VBT 속도 (m/s)
	1	Trap bar deadlift	3	12	4분	폭발적	하지: 0.75~1.0
	2	Half-kneeling reverse cable row	3	15	3분	폭발적	상지: 0.60~0.80
	3	Split squat	3	12	4분	폭발적	하지: 0.75~1.0
	4	Dumbbell bench-floor press	3	15	3분	폭발적	상지: 0.60~0.80
코어	운동 종목		세트 수	종목시간	휴식 시간	템포	VBT 속도 (m/s)
	1a	Dead bug	2	각 8회	—	—	—
	1b	Half-kneeling cable chop	2	각 6회	—	—	—
	1c	Shoulder tap	2	각 10회	1분	—	—
컨디셔닝	운동 종목		세트 수	종목시간	휴식 시간	템포	VBT 속도 (m/s)
	1	Buildup	5	30야드 (27미터)	2분	—	—

4단계: 파워 지구력(5~8주)

일부 종목, 특히 필드 스포츠에서 운동선수들은 간헐적인 경기의 중단 이후 높은 강도의 파워를 반복적으로 발휘해야 한다(Bompa and Buzzichelli, 2015). 이는 파워 지구력(용적)으로도 알려져 있다. 선수들이 이러한 파워의 발현을 이뤄내는 데 필요한 시간은 종목에 따라 다르다. 참고: 이미 높은 강도의 파워를 확보한 운동선수들은 파워 지구력의 훈련을 1~5주 사이에 시작할 수 있다. 그러나 많은 운동선수(특히 초보 선수)는 5~8주 차의 파워 지구력에 대한 훈련으로 이동하기 전에, 1~4주 동안 파워 발현을 위한 훈련을 먼저 진행해야 한다.

4단계에서는 럭비와 같은 다수의 필드 스포츠에서 운동선수들이 간헐적인 경기 중단 후 높은 강도의 파워를 반복적으로 발휘할 수 있도록 파워 지구력의 발달에 집중한다.

우리는 평균적으로 10초 미만의 파워 생성 시간(무산소성 파워)이 필요한 야구, 투척 스포츠 그리고 대부분의 필드 스포츠를 위한 파워 지구력 훈련 시, 낮은 반복 횟수를 활용한다(3~6회). 파워 생성 시간이 8~20초(젖산 파워) 정도 필요한 레슬링이나 일부 필드 스포츠의 경우에는, 높은 반복수를 사용한다(12~30회). 이러한 반복 횟수들은 해당 스포츠 특이적 페이스에 따라, 5~20초 정도의 짧은 휴식을 가진 세트로 나뉘어 수행된다. 그런 다음, 우리는 이러한 세트를 스포츠에서 요구되는 운동량, 시간, 그리고 휴식 시간에 기반하여 시리즈 또는 클러스터 세트로 묶는다. 시리즈 사이의 휴식 시간은 다음 시리즈의 세트를 시작하기 전에 완전한 회복을 위해 다소 길다. 예를 들면 2개의 시리즈에서 5번의 중량 점프를 4세트 동안 수행하는 운동선수는 다음과 같이 기록된다.

$$2 \times 4 \times 5$$

파워 훈련과 유사하게, 파워 지구력 훈련 또한 스포츠를 가깝게 모방하는 운동뿐 아니라 역도 운동과 점프같이 더 탄성적인 움직임이 활용될 수 있는 시간이다. 만약 원한다면, 최대 속도(PVs)와 VBT 또한 활용될 수 있다. 탄성적인 움직임과 최대 속도 활용에 관한 더 많은 정보는 4장과 10장을 참고하라.

■ 훈련 기준

강도	1회 최대 반복 중량의 20~60%에 해당하는 중량
VBT 속도	0.75~1.0m/s(스트렝스-스피드) 1.0~1.3m/s(스피드-스트렝스)
VBT 속도 및 파워 손실	10% 미만
템포	폭발적
시리즈	2~4
세트 수	3~6

4단계: 파워 지구력(5~8주)

반복 횟수	무산소성 파워: 2~5회 유산소성 파워: 12~30회
휴식	세트 사이 5~20초, 시리즈 사이 3~5분(스포츠의 요구에 따름)
훈련 빈도	전신의 경우 주당 2~3회 빈도, 상·하지 교차 수행의 경우 주당 3~4회 빈도

* 해당 강도 범위는 운동선수들이 최대 파워를 생성하는 부하와 세트 사이 휴식 시간의 양에 의해 결정됨.

** 훈련 시 사용되는 속도는 운동선수의 근력과 폭발력에 달려 있음. 각각의 선수는 파워 구간의 다른 부분에서 최적의 파워를 생성할 수 있음(스트렝스-스피드 및 스피드-스트렝스).

■ 프로그래밍

파워 지구력을 위한 전신 프로그램 예시

준비 운동		운동 종목	세트 수	운동 시간	휴식 시간	템포	VBT 속도 (m/s)
	1	Jump rope	1	5분	—	—	—
주요 운동(1회 최대 반복 중량의 20~60%에 해당하는 중량과 10~15% 이하의 속도 및 파워 손실의 범위 유지		운동 종목	시리즈	세트 수×반복 횟수	휴식 시간	템포	VBT 속도 (m/s)
	1	Power clean	3	3×5	시리즈 사이 4분, 세트 사이 20초	폭발적	1.5~2.0m/s (역도 운동은 최대 속도 -PV가 사용됨)
	2	Trap bar jump (최대 근력의 20~40%)	2	5×5	시리즈 사이 4분, 세트 사이 20초	폭발적	1.0~1.3
	3	Kettlebell swing	2	5×5	시리즈 사이 4분, 세트 사이 20초	폭발적	1.0~1.3
	4	Barbell bench throw	2	5×5	시리즈 사이 4분, 세트 사이 20초	폭발적	0.85~1.0
코어		운동 종목	세트 수	반복 횟수, 호흡 수	휴식 시간	템포	VBT 속도 (m/s)
	1a	Pallof press	2	각 8회	—	—	—
	1b	Wide-stance cable rotation	2	각 8회	—	—	—
	1c	Money maker	2	5회 호흡	1분	—	—
컨디셔닝		운동 종목	세트 수	운동 시간	휴식 시간	템포	VBT 속도(m/s)
	1	Sled sprint	5	8~10초	2분	—	—

5단계: 근지구력

대부분 종목의 스포츠는 지구력 요소를 포함하고 있으며, 근지구력 방법은 신경 및 대사 요인 두 가지 측면 모두 스포츠 특이적으로 훈련시킨다(Parejo-Blanco et al., 2016). 근지구력(장시간 동안 운동 수행 수준과 스포츠의 에너지 시스템 요구 사항 모두를 유지하는 능력)은 다음과 같은 3가지 방법으로 분류된다.

- 단기(젖산 용적). 100야드(91m) 접영 경기와 같이 30초~2분 사이의 평균 지속 시간.
- 장기(유산소성 파워). 200야드(183m) 접영 경기와 같이 평균 2~8분 사이의 평균 지속 시간.
- 최장기(유산소 용적). 마라톤이나 철인 3종 경기와 같이 평균 8~10분 사이의 평균 지속 시간.

운동선수가 근지구력 훈련 시 VBT 강도와 결합된 세트-반복 횟수 방법을 활용하면, 더 적은 힘을 더 긴 시간 동안 가할 수 있게 된다. 참고: 파워 발현 시간이 10초 미만인 무산소성 파워(야구 또는 투척)에 의존하는 폭발적인 스포츠는 근지구력이 크게 고려되거나 우선 사항이 되지 않는다. 이러한 스포츠를 위해서는 근력과 파워가 훈련되어야 하는 주요한 특성이 된다.

■ 훈련 기준

단기(젖산 용적)	강도	1회 최대 반복 중량의 40~60%에 해당하는 중량
	VBT 속도	하지: 0.75~1.0m/s 상지: 0.60~0.70m/s
	VBT 속도 손실	—
	시리즈	2~4
	세트 수	2~6세트(각 운동이 세트로 이뤄짐)
	시간	30초~2분
	휴식	세트 사이 5~20초, 시리즈 사이 3~5분
장기(유산소성 파워)	강도	1회 최대 반복 중량의 20~40%에 해당하는 중량
	VBT 속도	하지: 1.0~1.3m/s 상지: 0.85~1.0m/s
	VBT 속도 손실	—
	시리즈	2~4
	세트 수	1~3세트(각 운동이 세트로 이뤄짐)
	시간	2~8분
	휴식	세트 사이 2~3분, 시리즈 사이 2~4분

최장기(유산소 용적)	강도	1RM의 30% 또는 본인 체중(상-하지 모두)
	VBT 속도	1.3m/s 초과
	VBT 속도 손실	—
	시리즈	1~3
	세트 수	4~6세트(각 운동이 세트로 이뤄짐)
	시간	8~10분
	휴식	세트 사이 1분, 시리즈 사이 2~3분

*VBT 부하는 올바른 부하 설정을 위하여 오직 시작 지점의 강도로만 사용됨.

**나는 근지구력 훈련에서는 용적을 위한 작업 때문에, 속도 손실을 설정하지 않음.

***나는 마라톤과 철인 3종 경기의 훈련을 위하여 최장기(유산소 용적)에 대한 훈련 기준을 포함함. 그러나 나의 전문 지식을 벗어난다고 느끼기 때문에 훈련 프로그램은 포함하지 않음.

■ 프로그래밍

단기 근지구력을 위한 전신 프로그램 예시

준비 운동	운동 종목		세트 수	운동 시간	휴식 시간	템포	VBT 속도 (m/s)
	1	Jump rope	3	2분	1분	—	—
파워 플라이오메트릭	운동 종목		세트 수	운동 시간	휴식 시간	템포	VBT 속도 (m/s)
	1a	Sit-up to medicine ball overhead throw	2	각 5회	—	폭발적	—
	1b	Box jump	2	각 5회	1분	폭발적	—
	2a	Sit-up to medicine ball chest pass	2	각 5회	—	폭발적	—
	2b	Power step-up	2	각 5회	1분	폭발적	—

주요 운동(1RM 중량의 40~60% 사이에 해당하는 중량 범위 유지)	운동 종목		시리즈	세트 수×반복 횟수 또는 시간	휴식 시간	템포	VBT 속도 (m/s)
	1	Split squat	2	4×30초	시리즈 사이 4분, 세트 사이 15초	폭발적	하지: 0.75~1.0
	2	Cable retraction to low row	2	4×30초	시리즈 사이 4분, 세트 사이 15초	—	상지: 0.60~0.70
	3	Band–resisted bench press	2	4×30초	시리즈 사이 4분, 세트 사이 15초	폭발적	상지: 0.60~0.70
	4	Triceps rope pull–down	2	4×30초	시리즈 사이 4분, 세트 사이 15초	폭발적	—
	5a	Half–kneeling cable lift	2	2×각 8회	30초	—	—
	5b	Side bridge	2	2×각 8회	1분	—	—

장기 근지구력을 위한 전신 프로그램 예시

준비 운동	운동 종목		세트 수	운동 시간	휴식 시간	템포	VBT(m/s)
	1	Jump rope	3	2분	1분	—	—
파워 플라이오메트릭	**운동 종목**		**세트 수**	**운동 시간**	**휴식 시간**	**템포**	**VBT(m/s)**
	1a	Sit–up to medicine ball overhead throw	2	각 5회	—	폭발적	—
	1b	Box jump	2	각 5회	1분	폭발적	—
	2a	Sit–up to medicine ball chest pass	2	각 5회	—	폭발적	—
	2b	Power step– up	2	각 5회	1분	폭발적	—
주요 운동(1RM 중량의 20~40% 사이에 해당하는 중량 범위 유지)	**운동 종목**		**시리즈**	**세트 수×시간**	**휴식 시간**	**템포**	**VBT 속도 (m/s)**
	1	bench–Hip bridge	2	2×1분	시리즈 사이 4분, 세트 사이 10초	폭발적	하지: 1.0~1.3
	2	Lat pull–down	2	2×1분	시리즈 사이 4분, 세트 사이 10초	폭발적	상지: 0.85~1.0
	3	Back squat	2	2×1분	시리즈 사이 4분, 세트 사이 10초	폭발적	상지: 0.85~1.0
	4	Band–resisted bench press	2	2×1분	시리즈 사이 4분, 세트 사이 10초	폭발적	상지: 0.85~1.0
	5	Seated dumbbell biceps curl	2	2×1분	시리즈 사이 4분, 세트 사이 10초	폭발적	—

비시즌에서 성취한 근력을 보다 스포츠 특이적인 움직임으로의 전환할 때, 파워나 근지구력 같은 훈련 특성은 시즌으로 성공적인 진입을 하는 데 있어서 핵심이다. 이 단계의 핵심 요인(무산소성 또는 젖산 파워, 파워 지구력 또는 근지구력)은 스포츠에 의해 결정된다. 라크로스 그리고 축구와 같은 대부분 필드 스포츠는 3가지 특성 모두에서 시간을 보낼 필요가 있는 반면에, 야구나 육상의 투척 경기와 같은 폭발적인 스포츠는 파워 측면에 크게 의존한다. 어떤 특성을 훈련하든지 간에, 최대 근력은 모든 다른 유형의 근력에 있어 기초가 되기 때문에 적은 운동량의 최대 근력 훈련은 항상 포함되고 유지되어야 한다.

CHAPTER 11

시즌 중 힘과 체력 유지

이 장에서는 시즌 프로그램을 5단계로 구축할 때 고려해야 할 다른 상황 및 훈련 방법을 살펴본다. 나는 종종 선수들에게 시즌 중 프로그래밍은 움직이는 표적을 맞추는 것과 같다고 말한다. 이것은 주로 경쟁이 시작되고 나서, 일정이 산발적일 수 있다는 사실 때문이다. 결과적으로 주간 훈련 프로그램 내에서 일관성을 유지하는 것은 거의 불가능해진다. 이 장에서는 시즌 중 선수를 위한 프로그래밍을 할 때 코치가 직면하는 문제(장애물) 중 일부를 다룬다.

- 트레이닝 잔류 효과 관리
- 스포츠에 필요한 근력의 비율 계산
- 기복이 있는(비선형) 주기화 사용

대부분의 스포츠에서 시즌 중에 수행되는 유일한 근력 훈련 유형은 스포츠 특이성 파워 트레이닝이다. 그 결과 최대의 근력, 힘 지구력(능력)과 근지구력은 종종 간과된다. 이것은 보통 플레이의 처음 3~6주 후 어딘가에서 시작되는 훈련 적응의 지속적인 감소를 동반한다. 그렇기 때문에 선수와 코치는 경쟁 단계 동안 준최대치와 최대치의 근력, 힘, 힘 지구력, 해당되는 경우엔 근지구력의 정도를 프로그램에 통합해야 한다. 선수의 시즌 내 프로그램에 미리 정해진 각 적응의 양은 대부분 선수의 특정 스포츠가 요구하는 것들에 기반을 두고 있다(근력의 비율에 관한 이 장의 뒷부분 참조).

시즌 중 유지 관리를 위한 주요 목표

시즌이 시작되고 특정 스포츠를 하는 데에 대부분의 시간이 쓰이면, 나는 항상 선수들에게 우리가 정말로 하고 있는 것은 통제된 실패를 관리하는 것이라고 말한다. 다시 말해 스포츠를 기술적으로 하는 것은 선수들이 스포츠를 더 잘하게 만들지만 그들을 더 강하게 하거나

시즌 중에 체력을 유지하는 것은 실패를 관리하는 것과 같다.

시즌이 진행되면서 특정한 훈련 적응을 유지할 수 있게 하지 못한다.

경쟁 기간의 요구를 충족시키기 위해서는 프로그래밍 측면에서 몇 가지 사항을 다뤄야 한다. 좋은 시즌 훈련 프로그램을 만들기 위한 주요 목표가 무엇인지 살펴보자.

트레이닝 잔류 효과의 관리

성공적인 시즌 내 프로그램을 만들기 위한 중요한 첫 번째 단계는 스포츠를 하는 것이 그 스포츠에서 성공하기 위해 선수가 필요로 하는 것과 다르다는 것을 이해하는 것이다(Winkelman, 2012). 훈련 잔차는 훈련자극이 제거되었을 때 특정 적응이 선수와 함께 있는 시간을 나타낸다(Winkelman, 2012). 예를 들어 튼튼함을 유지하기 위해 백 스쿼트를 하는 것은 필드 스포츠를 하는 동안 훈련된 특성이 아니지만, 운동선수가 스포츠에서 경기하는 능력을 크게 증가시킨다. 따라서 이것은 시즌 내내 힘을 유지하고 높은 수준의 플레이를 유지하기 위해 효과적인 시즌 훈련 프로그램의 초점이 되어야 한다. 표11.1은 특정 적응의 훈련 잔차 시간 프레임을 보여 준다(Issurin, 2008).

첫 번째 두 가지 적응 특성인 근지구력과 유산소 및 최대 힘은 일단 훈련이 멈추면 더 오래 지속된다는 점에 주목하자. 이것은 호기성 시스템의 미토콘드리아 밀도(조직 준비, 비대)와 최대 강도의 근원섬유 밀도(비대 및 희박한 근육량)와 같은 해부학적 적응에 의존하는 두 가지 특성이다(Issurin, 2008). 특정 시스템의 감소를 확인하기 전에 이러한 적응이 저하되어야 한다는 사실은 일단 훈련을 중단하면 적응이 더 오래 지속될 수 있게 한다. 결과적으로, 그들은 힘, 인내력, 속도와 같은 특성만큼 자주 훈련될 필요가 없다. (참고: 프로그램에 포함되지 않기 때문에 이 텍스트에 '속도' 훈련을 포함하지 않았다. 이는 게임 플레이와 연습을 통해 시즌 내 지속적으로 훈련되고 있으며 VBT 사용에 의존하지 않는 하나의 특성이다.)

훈련 품질 중단 외에도 특정 특성을 더 빨리 감소시킬 수 있는 다른 제한 요소에는 다음이 포함된다.

표 11.1 특정 적응을 위한 훈련 잔여 시간 틀

적응 품질	교육 잔여 시간 틀
근지구력과 유산소 강도	30일(+/− 5일)
최대 근력	30일(+/− 5일)
전력	18일(+/− 5일)
전력 지구력	15일(+/− 5일)
속도	5일(+/− 3일)

- 준비 기간 중 비효율적인 시간, 특정 품질에 소비하는 시간이 짧을수록 해당 품질에 대한 지속 시간은 줄어든다. 준비 기간은 조직 준비, 비대, 최소 이하 및 최대 강도가 발달의 주요 초점이 될 때이다. 예를 들면 전지훈련을 2개월 늦게 시작해 준비 기간 중 6주만 소비할 수 있는 선수는 이 기간에 8~12주를 소비할 수 있는 선수보다 경기 시작 후 체력 저하가 더 빨리 나타날 가능성이 높다. 결과적으로 준비 기간에 구축된 해부학적 적응은 높은 정도로 개발되지 않아 시즌 내 더 빠른 속도로 감소한다(Issurin, 2008). 이러한 이유로, 각 단계에서 더 많은 시간을 사용할 수 있도록 하기 위해 초기 비수기에 굴절 주기화 대신 선형 주기화 또는 블록 주기화를 사용한다(7장 참조).
- 비수기에 너무 일찍 굴절(비선형) 주기화를 적용하는 것. 이것은 나열된 첫 번째 요소와 관련이 있으며 포화 기간, 즉 특정 품질에서 작업하는 시간을 크게 줄여 준다.

스포츠에 필요한 특정 강도 비율 계산

대부분의 스포츠에서 선수들은 최대의 스트렝스, 파워, 지구력을 유지할 필요가 있다. 시즌 내 경쟁과 연습은 훈련에 쏟는 시간을 제한하기 때문에 이러한 적응은 매주, 매일 또는 심지어 같은 날에도 함께 훈련되어야 한다. 성과를 최적화하기 위해서는 모든 특성이 중요하며, 이러한 이유로 다른 특성보다 우선해서는 안 된다. 예를 들면 육상에서의 투척 선수와 미식축구의 라인맨은 경기 단계에서 최대 힘과 전력 사이에서 거의 동일한 비율로 최대 힘을 유지해야 한다. 지구력 스포츠에 종사하는 대부분의 선수들은 그들이 하는 스포츠나 포지션에 따라 최대 힘, 파워 지구력, 근지구력의 비율을 다르게 유지해야 한다.

스포츠마다 다른 다른 특성들이 필요하다. 예를 들면 유격수는 주로 힘이 필요한 반면 200m 프리스타일 수영 선수는 주로 힘 지구력과 근지구력을 기반으로 한다.

표 11.2는 다른 스포츠에 사용되는 다양한 적응에 대한 총량(하중 세트, 휴식)의 시즌 내 비율(백분율)을 제공한다. 이 비율은 튜더 봄파Tudor Bompa의 스포츠를 위한 기간화 훈련

표 11.2 스포츠 요구에 따른 시즌 강도의 비율 예

스포츠 또는 이벤트	최대 강도	파워 (젖산 및 유산력)	힘 지구력	근지구력
야구(투수)	40%	40%	20%	—
야구(포지션)	30%	60%	10%	—
수영(100m)	40%	40%	20%	—
수영(200m)	10%	10%	30%	50%
축구 또는 라크로스	30%	40%	20%	10%
이종격투기	10%	40%	30%	20%

(Bompa and Buzzichelli, 2015)에 기초하지만, 나는 일부 항목을 변경했다. 특정 유형의 운동선수들을 훈련시킨 나의 경험에 기초하여 측정된다. 이 글에서 봄파는 모든 종목의 목록을 포함하고 있는 데 반해 나는 몇 개의 예로 들었고, 선수들과의 개인적인 경험과 내가 훈련하는 종목에 따라 비율을 조금 바꿨다. 나는 이 정보를 수년 동안 시즌 프로토콜을 만들 때 매우 성공적으로 사용해 왔다. 만약 당신이 관련된 운동선수와 스포츠의 비율을 획득하기를 원한다면 스포츠를 위한 주기화 훈련을 참조할 것을 제안한다.

스포츠를 위한 시즌별 프로그래밍

7장에서 배웠듯이 굴절(비선형) 주기화는 빌드할 기본 구조를 유지하면서 훈련 매개변수 및 방법을 매주 또는 매일 변동할 수 있는 동적 체계를 가진 프로그래밍 유형이다. 이러한 유형의 주기화는 동시에 여러 강도 적응의 강력한 기초를 구축하는 데 사용된다. 또한 체육관에서 벗어나 연습과 경기가 시작되는 시즌에도 사용된다. 굴절 주기화를 사용하면 가능한 가장 적은 훈련 세션에서 훈련하기 위해 여러 훈련 적응이 사용된다. 그 결과, 동일한 세션에서 다른 훈련을 적용할 때, 속도 손실과 전력 손실 모두를 VBT를 사용하여 동시에 모니터링할 수 있다. 이것은 굴절 주기화를 더 효율적인 프로그래밍으로 만드는 것이기도 하며, 농구 선수(파워 스포츠 선수)를 위한 샘플 마이크로사이클 프로그램의 표 11.3에서 사용하는 주기화 유형이기도 하다. 참고: 매일 다른 특성에 초점을 맞추고 있지만 매일의 운동량에 대해서는 다루지 않을 것이다. 12장에는 샘플 프로그램뿐만 아니라 이 프로그램도 포함되어 있다.

농구와 같은 스포츠는 최대 체력에 비해 시즌 내 전력이 3배 이상 유지되어야 한다.

표 11.3 고등학교 또는 대학 농구 선수를 위한 2일 전신 프로그램 샘플(최대 강도: 20%, 파워: 60%, 파워 내구성: 20%)

1일 차: 최대 근력과 파워							
수행되고 있는 운동 유형에 따라 첫째 날 속도와 전력 손실을 모두 관찰해야 한다는 점에 주목한다. 우리가 굴절 주기화를 통합하고 있기 때문에 우리는 한 세션에서 여러 특성을 훈련하고 있다. 강도 훈련을 할 때 20~30%의 속도 손실을 모니터링하고 있지만, 폭발적 훈련을 수행할 때 출력을 유지하기 위해 10% 미만의 전력 손실을 살펴보고 있다.							
준비 운동	운동 종목		세트 수	운동 시간	휴식 시간	템포	VBT 속도 (m/s)
	1	Tempo run	8	30초	—	폭발적	—

구분	번호	운동 종목	세트 수	반복 횟수	휴식 시간	템포	VBT 속도 (m/s)
주요 운동(운동 강도는 1RM의 80~90%로 유지하고 속도 손실을 20~30%로 유지하고 파워 운동을 수행할 때 파워 손실이 10% 미만인 1RM의 40~60%)	1	힘: back squat	3	3	3분 또는 필요에 따라	2-0-0	0.40~0.50
	2	힘: barbell bench press	3	3	3분 또는 필요에 따라	2-0-0	0.35~0.45
	3	파워: trap bar deadlift	4	4	2분	폭발적	0.75~1.0
	4	파워: bilateral cable row	4	4	2분	폭발적	0.60~0.70
	5	파워: lateral dumbbell lunge	4	4	2분	폭발적	0.75~1.0
코어		운동 종목	세트 수	반복 횟수	휴식 시간	템포	VBT 속도 (m/s)
	1a	Dead bug	2	6		—	—
	1b	Pallof press with hold	2	6	1분	0-5-0	
2일 차: 파워 지구력과 파워							
준비 운동		운동 종목	세트 수	반복 횟수	휴식 시간	템포	VBT 속도 (m/s)
	1	Mobility circuit	1	—	—	—	—
주요 운동(운동 강도는 1RM의 40~60%로 유지하고 속도 손실을 20~30%로 유지하고 파워 운동을 수행할 때 파워 손실이 10% 미만인 1RM의 40~60%)		운동 종목	연속	세트×반복	휴식 시간	템포	VBT 속도 (m/s)
	1	파워 지구력: trap bar jump	2	6×3	30초 세트 사이, 3분 연속해서	폭발적	1.8~2.0 (최고 속력)
	2	파워 지구력: barbell bench throw	2	6×3	30초 세트 사이, 3분 연속해서	폭발적	1.8~2.0
		운동 종목	세트 수	반복 횟수	휴식 시간	템포	VBT 속도 (m/s)
	3	파워: back squat	4	4	30초	폭발적	0.75~1.0
	4	파워: bandassisted push-up	4	4	30초	폭발적	0.60~0.70
	5	파워: split squat	4	4	30초	폭발적	0.75~1.0
코어		운동 종목	세트 수	반복 횟수	휴식 시간	템포	VBT 속도 (m/s)
	1a	Dead bug	2	8	—	—	—
	1b	Half-kneeling cable chop	2	6	—	—	—

운동 성능에 대한 강도의 이점은 신경근육계가 훈련에 의해 유도된 세포 적응을 유지하는 한 경험된다(Bompa and Buzzichelli, 2015). 근력 훈련을 중단하면 근육의 수축 특성이 감소하고 운동 능력에 현저한 저하가 나타나기 시작하면서 곧 이점이 감소한다. 전지훈련으로 인한 체력 상승이 여전한 시즌 초반에는 보통 문제가 되지 않지만, 시즌이 거듭될수록 훈련 잔류가 줄어들면서 체력, 힘, 지구력이 떨어진다. 심지어 이 특성들의 일부 또는 모든 것의 약간의 감소도 최적의 수준에서 운동하는 선수의 능력에 부정적인 영향을 미칠 것이다.

디트레이닝을 피하기 위해 선수들은 시즌 중(경기 단계)에 스포츠에 특화된 체력 프로그램을 시행해야 한다. 이것은(대부분, 시간 제약으로 인해) 같은 주 내에 다른 자질을 훈련하는 것을 포함하므로 왜곡된 주기화를 더 효율적인 선택으로 만든다.

CHAPTER

12

표본 프로그래밍

이 마지막 장은 전신 프로그램의 몇 가지 다른 예시와 함께, 선수의 연간 계획의 다양한 단계에 VBT를 통합하는 방법을 제공한다. 이것들은 전신 프로그램의 예시이지만, 신체 부위당 훈련량이 더 커지도록 상하 분할로 나눌 수 있다.

준비 기간 동안의 처음 3단계 프로그래밍은 스포츠에 관계없이 모든 선수들을 위해 설계되었다. 프로그램들은 경쟁 시즌이 다가옴에 따라 IV 및 V 단계에서 선수가 스포츠에 특화된 훈련을 받을 수 있게 준비하도록 설계되었다. 예를 들면 최대의 힘과 파워에만 집중하면 되는 창던지기 또는 야구 선수와는 달리 필드 종목의 선수는 모든 유형의 힘에 대한 다른 양의 적응을 필요로 한다. 이러한 이유로 IV 및 V 단계 섹션에서는 다양한 스포츠를 위한 샘플 프로그래밍을 제공하지만, 섹션 I, II, III은 모든 유형의 선수에게 적용되는 샘플 프로그래밍을 제공한다.

요약하자면, 모든 샘플 프로그램의 VBT 속도는 일반적인 범위이다. 각각의 운동선수들마다 다르고 그 범위의 어딘가에 포함될 것이다. 그 범위는 초기 훈련 프로그램(5장 참조) 이전에 수행되어야 하는 개인 운동선수의 힘-속도 프로파일에 기초한다. 프로파일이 가능하지 않은 경우, 훈련 매개변수 테이블에 나열된 범위는 유익한 결과를 얻은 수년 동안 나를 위해 잘 작동했다. 1단계와 2단계에서 제공되는 속도 범위(조직 활성화 및 근비대)는 시작할 때 정확한 하중을 얻기 위한 시작점으로만 사용된다. 이러한 단계에서 장력을 받는 데 걸리는 시간의 양으로는 속도를 기대할 수 없으며 유지하는 것도 바람직하지 않다. 모든 단계에서 속도는 선수의 힘-속도 프로파일 결과에 제공된 범위 내에서 달라질 것이다. 또한 코어 리프트에만 속도가 포함되기에 모든 운동에 VBT를 확정적으로 사용해서는 안 된다.

마찬가지로 속도 손실 범위는 첫 3단계 동안 근육 섬유에 원하는 크기와 강도 적응을 만들기 위해 적절한 양의 스트레스를 가하도록 하는 가이드 역할을 한다. 또한 우리는 연습 내내 속도와 힘을 유지하기 위해 적절한 휴식 시간을 사용하고 있는지 확인하기 위해 IV 단계와 시즌 동안 훈련의 힘과 근지구력에 규정된 힘의 손실을 사용한다(추가 검토가 필요한 경우 속도 손실에 대한 6장 참조).

독자들이 다음의 표본 프로그램을 사용자 자신만의 프로그램을 만들기 위한 본보기로 사용할 것을 권장한다. 당신이 효율적으로 프로그래밍을 할 수 있고 VBT 속도 및 속도의 감소를 편안하게 읽을 수 있게 되면, 해당 스포츠에서 선수의 특정 요구 사항을 해결하는 프로그램을 더 쉽게 설계할 수 있을 것이다.

1단계: 비시즌

조직 준비

긴 시즌과 짧은 회복 기간이 지나면 준비 기간이 시작된다. 1단계의 조직 활성화는 다음과 같이 수행하며 2단계와 3단계에서 더욱 강도 있는 운동을 대비해서 조직과 힘줄을 준비한다.

■ 목표

- 특히 낮은 자세에서 힘줄 강화(긴장 강도)
- 웨이트룸에서 좋은 움직임 패턴을 다시 리그루빙

■ 훈련 변수

훈련 강도	40~60% 1RM(매주 증가)
VBT 속도(단축성)	0.75~1.0m/s(시작 속도만 해당)
VBT 속도 손실	30~40%
속도	3-1-0, 3-2-0, 4-2-0
횟수	12~15에서 8로 감소(매주 2회씩 감소하고 통합 속도 반복 계획)
세트 수	운동당 2~4
휴식	세트 간 1~2분
훈련 빈도	1초에 2~4회

■ 표본 프로그램

표본 조직 전신 프로그램

준비 운동	운동 종목		세트 수	시간	휴식 시간	템포	VBT 속도 (m/s)
	1	Airdyne bike	1	10분	—	—	—
주요 운동 (강도 유지 40~60% 1RM 및 속도 손실 30~40%)	운동 종목		세트 수	반복 횟수, 운동 시간	휴식 시간	템포	VBT 속도 (m/s)
	1a	Single–leg deadlift	3	각 15회	—	3–2–0	0.75~1.0
	1b	Prone hip rotator stretch	2	각 30초	90초	—	—
	2a	Military press	3	15회	—	4–2–0	0.60~0.70
	2b	Side–lying crossbody stretch	2	각 30초	90초	—	—
	3a	Front squat	3	15회	—	4–2–0	0.75~1.0
	3b	Tri–planar hamstring stretch	2	각 30초	90초	—	—
	4a	Upright row	3	15회	—	4–2–0	0.60~0.70
	4b	Band lat stretch	2	각 30초	90초	—	—
	5a	Leg curl	3	15회	—	3–2–0	0.75~1.0
	5b	그림 4 stretch	2	각 30초	90초	—	—
코어	운동 종목		세트 수	반복 횟수, 운동 시간	휴식 시간	템포	VBT 속도 (m/s)
	1a	V sit–up	3	30초	—	—	—
	1b	Half–kneeling cable lift	3	각 12회	1분	—	—

2단계: 비시즌 초반

비대

일단 조직과 힘줄 강도가 해결되면 초점은 근육 크기와 강도 증가로 바뀐다(제지방 체중).

■ 목표

- 타입 I 낮은 역치 근섬유의 근육 단면적 섬유의 크기 증가(비대 I)
- 타입 II 고역치 근섬유의 근육 단면적 섬유의 크기 증가(비대 II)
- 고에너지 기질 및 효소의 저장 용량 증가(회복)

■ 훈련 변수

훈련 강도	비대 I: 40~60% 1RM(매주 증가)
	비대 II: 75~85% 1RM(매주 증가)
VBT 속도	비대 I: 0.75~0.1.0m/s(시작 속도만 해당)
	비대 II: 0.40~0.60m/s(시작 속도만 해당)
VBT 속도 손실	비대 I: 40~50%
	비대 II: 10~20%
템포	비대 I: 3-0-0, 4-0-0
	비대 II: 1-0-0, 2-0-0
횟수	비대 I: 16에서 10으로 감소(매주 2회씩 감소, 속도 손실을 rep 체계에 통합)
	비대 II: 10에서 5로 감소(매주 2회씩 감소, 속도 손실을 rep 체계에 통합)
세트 수	비대 I: 운동당 3~5개
	비대 II: 운동당 3~8개
휴식	비대 I: 1~3분
	비대 II: 2~5분
훈련 빈도	주 2~4번

■ 표본 프로그램

표본 비대 | 전신 프로그램

준비 운동	운동 종목		세트 수	운동 시간	휴식 시간	템포	VBT 속도 (m/s)
파워 플라이오메트릭	1	Spin bike or Airdyne bike	1	5분	—	—	—
	운동 종목		세트 수	반복 횟수, 운동 시간	휴식 시간	템포	VBT 속도 (m/s)
	1a	Medicine ball slam: 8~10lbs(4~5kg)	3	8회	—	폭발적	—
	1b	Band lat stretch	2	각 30초	1분	—	—
	2a	Box jump	3	6회	—	폭발적	—
	2b	T-spine rotation	2	각 8회	1분	—	—
주요 운동 (강도 유지 40~60% 1RM 및 40~50% 속도 손실)	운동 종목		세트 수	반복 횟수, 운동 시간	휴식 시간	템포	VBT 속도 (m/s)
	1a	Straight bar deadlift	4	12회	—	3-0-0	0.75~0.80
	1b	Band hamstring stretch	3	30초	2분	—	—
	2a	One-arm dumbbell row	4	각 12회	—	4-0-0	0.75~0.80
	2b	Cat-camel stretch	3	10회	2분	—	—
	3a	Barbell front squat	4	12회	—	3-0-0	0.75~0.80
	3b	Sumo stretch	3	30초	2분	—	—
	4a	Loaded push-up	4	14회	—	4-0-0	0.75~0.80
	4b	Doorway pec stretch	3	30초	2분	—	—
코어	운동 종목		세트 수	반복 횟수, 운동 시간	휴식 시간	템포	VBT 속도 (m/s)
	1a	Plank	3	30초	—	—	—
	1b	Side plank	3	각 8회	1분	—	—

표본 비대 II 전신 프로그램

준비 운동	운동 종목		세트 수	운동 시간	휴식 시간	템포	VBT 속도 (m/s)
파워 플라이오메트릭	1	Spin bike or Airdyne bike	1	5분	—	—	—
	운동 종목		세트 수	반복 횟수, 운동 시간	휴식 시간	템포	VBT 속도 (m/s)
	1a	Medicine ball slam: 8~10pound(4~5kg)	3	8회	—	폭발적	—
	1b	Band lat stretch	2	각 30초	1분	—	—
	2a	Box jump	3	6회	—	폭발적	—
	2b	T-spine rotation	2	각 8회	1분	—	—
주요 운동 (강도 유지 75~85% 1RM 및 속도 손실 10~20%)	운동 종목		세트 수	반복 횟수, 운동 시간	휴식 시간	템포	VBT 속도 (m/s)
	1a	Straight bar deadlift	5	6~8회	—	2-0-0	0.50~0.60
	1b	Band hamstring stretch	4	양쪽 30초	2분	—	—
	2a	One-arm dumbbell row	5	각 6~8회	—	2-0-0	0.40~0.50
	2b	Cat-camel stretch	4	10회	2분	—	—
	3a	Barbell front squat	5	6~8회	—	2-0-0	0.50~0.60
	3b	Sumo stretch	4	30초	2분	—	—
	4a	Loaded push-up	5	6~8회	—	2-0-0	0.40~0.50
	4b	Doorway pectoral stretch	4	30초	2분	—	—
코어	운동 종목		세트 수	반복 횟수, 운동 시간	휴식 시간	템포	VBT 속도 (m/s)
	1a	Plank	3	30초	—	—	—
	1b	Side plank	3	양쪽 8회	1분	—	—

3단계: 비시즌

최대하 및 최대 하중

어떤 스포츠에서든 효율성은 속근 섬유의 동원 빈도를 유지하는 것뿐 아니라, 주동근과 속근 섬유를 동시다발적으로 동원하는 것을 요구한다. 이러한 특성은 주로 3단계에 중점을 둔 최대 강도의 확고한 기초에 의존한다.

■ 목표

- 속근 섬유에서 더 높은 자발적 운동 단위의 동원 촉진
- 단기에서 중기의 근지구력 향상
- 테스토스테론 수치 및 상대적 강도 개선

최대하 강도

■ 훈련 변수

훈련 강도	60~80% 1RM
VBT 속도	0.50~0.75m/s(가속력)
VBT 속도 손실	20~30%
템포	2-0-0
횟수	3~10
세트 수	3~8
휴식	2~3분
훈련 빈도	상부 및 하부 분할을 위해 주당 3~4회, 주당 2~3회 전신을 위한 주

■ 프로그램 표본

표본 최대 하강 강도 전신 프로그램

준비 운동	운동 종목		세트 수	운동 시간	휴식 시간	템포	VBT 속도 (m/s)
	1	Tempo run	1	5분	40초	—	—
주요 운동 (강도 유지 60~80% 1RM 및 속도 손실 20~30%)	운동 종목		세트 수	반복 횟수, 운동 시간	휴식 시간	템포	VBT 속도 (m/s)
	1a	Romanian deadlift	5	5회	—	2-0-0	0.50~0.75
	1b	Prone hip rotator stretch	4	각 30초	2분	—	—
	2a	Incline T-row	5	각 5회	—	2-0-0	0.45~0.55
	2b	Yoga plex	4	각 30초	2분	—	—
	3a	Split squat	5	각 5회	—	2-0-0	0.50~0.75
	3b	Wall quad stretch	4	각 30초	2분	—	—
	4a	Dumbbell bench press	5	5회	—	2-0-0	0.45~0.55
	4b	Sumo stretch	4	30초	2분	—	—
코어	운동 종목		세트 수	반복 횟수	휴식 시간	템포	VBT 속도 (m/s)
	1a	Dead bug	3	각 8	—	—	—
	1b	Half-kneeling cable chop	3	각 8	—	—	—

최대 강도

■ 훈련 변수

훈련 강도	80~95% 1RM
VBT 속도(가속력)	0.50m/s 초과
VBT 속도 손실	20~30%
템포	2-0-0
횟수	1~6
세트 수	3~8
휴식	3~5분
훈련 빈도	상부 및 하부 분할을 위해 주당 3~4회, 주당 2~3회 전신을 위한 주

■ 표본 프로그램

최대 강도 전신 프로그램

준비 운동	운동 종목		세트 수	운동 시간	휴식 시간	템포	VBT 속도 (m/s)
	1	Spin bike or Airdyne bike	1	5분	—	—	—
주요 운동 (80~95% 1RM과 20~30%의 속도 손실 사이의 강도 유지)	운동 종목		세트 수	반복 횟수, 운동 시간	휴식 시간	템포	VBT 속도 (m/s)
	1a	Straight-bar deadlift	5	3회	—	2-0-0	0.40~0.50
	1b	Hip CARS	4	각 5회	3분	—	—
	2a	Barbell bench press	5	3회	—	2-0-0	0.35~0.45
	2b	Side-lying crossbody stretch	4	각 30초	3분	—	—
	3a	Bilateral back squat	5	3회	—	2-0-0	0.40~0.50
	3b	Monster walk	4	각 5회	3분	—	—
	4a	One-arm dumbbell row	5	각 3회	—	폭발적	0.35~0.45
	4b	Band lateral stretch	4	각 30초	3분	—	—
코어	운동 종목		세트 수	반복 횟수, 운동 시간	휴식 시간	템포	VBT 속도 (m/s)
	1a	Dead bug		각 8	—	—	—
	1b	Half-kneeling cable chop	3	각 8	—	—	—

4단계: 비시즌 후반

스포츠 전용 파워로 전환

4단계에서 우리는 이전 단계에서 개발한 강도 적응을 시작하고 더 빠른 속도로 적용하는 방법을 배운다. 이것은 '스포츠 전용 파워' 훈련이라고도 하며 경쟁이 가까울수록 중요해진다.

■ 목표

- 근력 향상을 스포츠 별 파워와 근지구력으로 전환
- 심장 효율성 및 젖산 역치 개선
- 폭발력 및 전력 지구력 훈련을 위한 속도 또는 파워 손실 모니터링

알락틱 파워

■ 훈련 변수

훈련 강도	40~80% 1RM(최고 전력 달성 시)
VBT 속도(가속력)	0.50~1.0m/s(최고 전력 달성 시)
VBT 속도 또는 힘 손실	10% 1RM 미만
템포	폭발적
횟수	2~5(10초 이하)
세트 수	3~8
휴식	2~3분
훈련 빈도	전신의 경우 주 2~3회, 일주일에 3~4번 상하 분할

■ 표본 프로그램

표본 젖산 파워(근력-힘) 전신 프로그램_고등학교 또는 대학 야구 선수용

준비 운동	운동 종목		세트 수	운동 시간	휴식 시간	템포	VBT 속도 (m/s)
	1	Tempo run	8	30초	1분	—	—
주요 운동 (강도 유지 40~80% 1RM 및 속도 또는 힘 손실 10% 미만)	운동 종목		세트 수	반복 횟수	휴식 시간	템포	VBT 속도 (m/s)
	1a	Trap bar deadlift	6	5	2분	폭발적	0.75~1.0
	2	Half-kneeling reverse cable row	6	5	2분	폭발적	0.75~1.0
	3	Split squat	6	각 5회	2분	폭발적	0.75~1.0
	4	Dumbbell benchfloor press	6	5	2분	폭발적	0.60~0.80

코어	운동 종목		세트 수	반복 횟수	휴식 시간	템포	VBT 속도 (m/s)
	1a	Dead bug	2	각 8회	—	—	—
	1b	Half–kneeling cable chop	2	각 6회	—	—	—
	1c	Shoulder tap	2	각 10회	1분	—	—
컨디셔닝	운동 종목		세트 수	운동 거리	휴식 시간	템포	VBT 속도 (m/s)
	1	Buildup	5	30야드 (27m)	2분	—	—

락틱 파워

■ 훈련 변수

강도	20~60% 1RM(최고 전력 달성 시)
VBT 속도	하체: 0.75~1.3m/s 상체: 0.60~1.0m/s (강력–속도 및 속도–강도, 최고 전력 달성 시)
VBT 속도 손실	10% 1RM 미만
템포	폭발적
횟수	12~30
세트 수	3~8
휴식	4~12분
훈련 빈도	전신의 경우 주 2~3회, 일주일에 3~4번 상하 분할

■ 표본 프로그램

표본 젖산 파워(근력-힘)_고등학교 또는 대학 아이스하키 선수를 위한 전신 프로그램

준비 운동	운동 종목		세트 수	운동 시간	휴식 시간	템포	VBT 속도 (m/s)
	1	Tempo run	8	30초	1분	—	—
주요 운동 (강도 유지 20~60% 1RM 및 속도 또는 힘 손실 10% 미만)	운동 종목		세트 수	반복 횟수	휴식 시간	템포	VBT 속도 (m/s)
	1	Trap bar deadlift	3	12	4분	폭발적	하부 0.75~1.3
	2	Prone seal row	3	15	3분	폭발적	상부 0.60~0.80
	3	Front squat	3	12	4분	폭발적	하부 0.75~1.3
	4	Dumbbell benchfloor press	3	15	3분	폭발적	상부 0.60~0.80
코어	운동 종목		세트 수	반복 횟수	휴식 시간	템포	VBT 속도 (m/s)
	1a	Dead bug	2	각 8회	—	—	—
	1b	Half-kneeling cable chop	2	각 8회	—	—	—
	1c	Shoulder tap	2	각 10회	1분	—	—
조절	운동 종목		세트 수	운동 거리	휴식 시간	템포	VBT 속도 (m/s)
	1	Buildup	5	30야드 (20m)	2분	—	—

내구력(용량)

■ 훈련 변수

훈련 강도	20~60% 1RM(최고 전력 달성 시)
VBT 속도(가속력)	0.75~1.3m/s(최고 전력 달성 시)
VBT 속도 또는 전력손실	10% 미만
템포	폭발적
횟수	무산소성 파워: 2~5회 유산소성 파워: 12~30회
시리즈	2~4
세트 수	3~6
휴식	세트 간 5~20초, 시리즈 간 3~5분
훈련 빈도	전신의 경우 일주일에 2~3번, 상부 및 하부 분할을 위해 주 3~4회

■ 표본 프로그램

표본 전력 내구성(스피드– 파워) _고등학생 또는 대학 축구 선수용 전신 프로그램

준비 운동		운동 종목	세트 수	운동 시간	휴식 시간	템포	VBT 속도 (m/s)
	1	Jump rope	1	5분	—	—	—
주요 운동 (강도 유지 20~60% 1RM 및 속도 또는 힘 손실 10% 미만)		운동 종목	시리즈	세트 수×반복 횟수	휴식 시간	템포	VBT 속도 (m/s)
	1a	Power clean	2	5×5	2분 사이 세트, 4분 사이 시리즈	폭발적	1.5~2.0 (최고 속도에 사용 역도 운동
	2	Trap bar jump (20~40% 최대 힘)	2	5×3	20초 사이 세트, 4분 사이 시리즈	폭발적	1.0~1.3
	3	Kettlebell swing	2	5×5	20초 사이 세트, 4분 사이 시리즈	폭발적	1.0~1.3
	4	Barbell bench throw	2	5×3	20초 사이 세트, 4분 사이 시리즈	폭발적	0.85~1.0
코어		운동 종목	세트 수	반복 횟수, 호흡	휴식 시간	템포	VBT 속도 (m/s)
	1a	Pallof press	2	각 8회	—	—	—
	1b	Widestance cable rotation	2	각 8회	—	—	—
	1c	Money maker	2	5호흡	1분		
조절		운동 종목	세트 수	운동 시간	휴식 시간	템포	VBT 속도 (m/s)
	1	Sled sprint	5	8~10초	2분		

근지구력

■ 훈련 변수

훈련 강도	짧게: 40~60% 1RM
	길게: 20~40% 1RM
VBT 속도(가속력)	짧게: 0.60~1.0m/s
	길게: 0.85~1.3m/s
VBT 속도 손실	짧게: —
	길게: —
템포	짧게: 폭발적
	길게: 폭발적
횟수	짧게: 운동당 30초~2분
	길게: 운동당 2~8분
시리즈	짧게: 2~4
	길게: 2~4
세트 수	짧게: 운동당 2~6세트
	길게: 운동당 1~3세트
휴식	짧게: 세트 간 5~20초, 시리즈 간 3~5분
	길게: 세트 간 2~3분, 시리즈 간 2~4분

■ 표본 프로그램

표본 근지구력(단시간 또는 유산소 능력) _고등학교 또는 대학생을 위한 전신 프로그램

수영 선수(50~100m)

준비 운동		운동 종목	세트 수	운동 시간	휴식 시간	템포	VBT 속도 (m/s)
	1	Jump rope	3	2분	1분	—	—
파워 플라이오메트릭		**운동 종목**	**세트 수**	**반복 횟수**	**휴식 시간**	**템포**	**VBT 속도 (m/s)**
	1a	Sit-up to medicine ball overhead throw	2	5	—	폭발적	—
	1b	Box jump	2	5	1분	폭발적	—
	2a	Sit-up to medicine ball chest pass	2	5	—	폭발적	—
	2b	Power step-up	2	각각 5	1분	폭발적	—

4단계: 비시즌 후반

주요 운동 (강도 유지 40~60% 1RM)	운동 종목		시리즈	세트 수× 반복 횟수 또는 시간	휴식 시간	템포	VBT 속도 (m/s)
	1	Split squat	2	4×30초	4분 사이 시리즈, 15초 사이 세트	폭발적	0.75~1.0
	2	Cable retraction to low row	2	4×30초	4분 사이 시리즈, 15초 사이 세트	—	0.60~0.70
	3	Bandresisted bench press	2	4×30초	4분 사이 시리즈, 15초 사이 세트	폭발적	0.60~0.70
	4	Triceps rope pull–down	2	4×30초	4분 사이 시리즈, 15초 사이 세트	폭발적	—
	5a	Halfkneeling cable lift	2	각 2×8회	30초	—	—
	5b	Side bridge	2	각 2×8회	1분	—	—

표본 근지구력(장시간 또는 유산소 파워)_MMA 선수를 위한 전신 프로그램

준비 운동	운동 종목		세트 수	운동 시간	휴식 시간	템포	VBT 속도 (m/s)
	1	Jump rope	3	2분	1분	—	—
파워 플라이오메트릭	**운동 종목**		**세트 수**	**반복 횟수**	**휴식 시간**	**템포**	**VBT 속도 (m/s)**
	1a	Sit–up to medicine ball overhead throw	2	5	—	폭발적	—
	1b	Box jump	2	5	1분	폭발적	—
	2a	Sit–up to medicine ball chest pass	2	5	—	폭발적	—
	2b	Power step–up	2	각 5회	1분	폭발적	—
주요 운동 (강도 유지 ~ 사이 20~40% 1RM)	**운동 종목**		**시리즈**	**세트 수× 운동 시간**	**휴식 시간**	**템포**	**VBT 속도 (m/s)**
	1	Bench hip bridge	2	2×120초	4분 사이 시리즈, 10초 세트 사이	폭발적	0.85~1.0
	2	Lat pulldown	2	2×120초	4분 사이 시리즈, 10초 세트 사이	폭발적	0.75~1.0
	3	Back squat	2	2×120초	4분 사이 시리즈, 10초 세트 사이	폭발적	0.85~1.0
	4	Bandresisted bench press	2	2×120초	4분 사이 시리즈, 10초 세트 사이	폭발적	0.75~1.0
	5	Seated dumbbell biceps curl	2	2×120초	4분 사이 시리즈, 10초 세트 사이	폭발적	—

5단계: 시즌 중

스트렝스 및 파워의 유지

대부분의 스포츠에서 선수들은 최대 근력, 파워 및 파워 지구력을 유지해야 한다(시즌 동안 다양한 스포츠에 대한 근력 비율 요구 사항은 143페이지의 표 11.2 참조). 시즌 내 경쟁과 연습은 훈련을 제한하기 때문에 이러한 적응은 모두 매주, 매일 또는 때로는 같은 날에 함께 훈련되어야 한다. 모든 특성이 수행을 최적화하는 데 중요하기 때문에 어느 한 가지가 다른 것보다 우선되어서는 안 된다.

■ 목차

- 훈련 뒤에 남은 것들의 관리
- 스포츠에서 요구되는 특정 강도 비율 계산

■ 표본 프로그램

고등학교 또는 대학 농구 선수를 위한 2일간의 시즌 중 전신 프로그램

(최대 강도: 20%, 힘: 60%, 지구력: 20%)

1일							
준비 운동		운동 종목	세트 수	운동 시간	휴식 시간	템포	VBT 속도 (m/s)
	1	Tempo run	8	30초	1분	—	—
주요 운동 강도 (강도 유지 80~90% 1RM 및 20~30% 속도 손실 최대 힘, 강도 40~60% 1RM 및 10% 미만 속도 힘 손실)		운동 종목	세트 수	반복 횟수	휴식 시간	템포	VBT 속도 (m/s)
	1	최대 중량: back squat	3	3	3분 또는 필요에 따라	2-0-0	0.40~0.50
	2	최대 중량: barbell bench press	3	3	3분 또는 필요에 따라	2-0-0	0.35~0.45
	3	파워: trap bar deadlift	4	4	2분	폭발적으로	0.75~1.0
	4	파워: bilateral cable row	4	4	2분	폭발적으로	0.60~0.70
	5	파워: lateral dumbbell lunge	4	4	2분	폭발적으로	0.75~1.0
코어	1a	Dead bug	2	각 6회	—	—	—
	1b	Pallof press with hold	2	각 6회	1분	0-5-0	—

5단계: 시즌 중

2일							
준비 운동		운동 종목	세트 수	반복 수, 시간	휴식 시간	템포	VBT 속도 (m/s)
	1	Mobility circuit	1	—	—	—	
주요 운동 (강도 유지 20~60% 전력을 위한 1RM 지구력과 40~60% 1RM 힘을 위해, 그리고 힘 손실 10% 미만)		운동 종목	세트 수	세트×반복 수	휴식 시간	템포	VBT 속도 (m/s)
	1	파워: trap bar jump	2	6×3	10초 사이 세트, 3분 사이 시리즈	폭발적으로	1.8~2.0(사용 최고 속도)
	2	파워: barbell bench throw	2	6×3	10초 사이 세트, 3분 사이 시리즈	폭발적으로	1.8~2.0(사용 최고 속도)
		운동 종목	세트 수	반복 수	휴식 시간	템포	VBT 속도 (m/s)
	3	파워 지구력: back squat	4	4	3분	폭발적으로	0.75~1.0
	4	파워 지구력: bandassisted push-up	4	4	3분	폭발적으로	0.60~0.70
	5	파워 지구력: split squat	4	4	3분	폭발적으로	0.75~1.0
코어		운동 종목	세트 수	반복 수	휴식 시간	템포	VBT 속도 (m/s)
	1a	Dead bug	2	각 8회	—	—	—
	1b	Half-kneeling cable chop	2	각 8회	—	—	—

프로그램 주기화는 그 자체로 예술이다. 이 주제에 대한 훌륭한 책들이 많이 있으며, VBT를 보다 잘 실행할 수 있도록 몇 권을 구입하여 그 여정을 시작하는 것을 추천한다. 또한 VBT를 사용하여 부하를 규정하고 피로를 모니터링하는 것이 힘과 속도를 증가시키는 것에 대한 게임 체인저가 될 수 있지만, 한 선수에게는 적합한 것이 다른 선수에게는 적합하지 않을 수 있다는 것을 이해하는 것이 중요하다. 키, 체중, 훈련 연령, 섬유질 밀도와 같은 변수를 고려함으로써 두 선수를 각각 근력 영역의 반대쪽 끝에 위치시킬 수 있다. 효율적으로 프로그램을 짜는 유일한 방법은 각 선수의 프로필을 만들고 매일 피로를 모니터링하기 위한 자동 조절을 사용하는 것이다. 이것은 코치와 운동선수 모두에게 웨이트장과 경기장에서의 성공을 위한 최고의 기회를 줄 것이다.

참고 문헌

서문

Mann, J.B. 2016. *Developing Explosive Athletes: Use of Velocity-Based Training in Training Athletes.* 1st ed. Self-published, CreateSpace.

Chapter 1

Flanagan, E.P., and M. Jovanovic. 2014. "Researched Applications of Velocity Based Strength Training." *Journal of Australian Strength & Conditioning* 22:58-69. www.researchgate.net/publication/265227430_Researched_Applications_of_Velocity_Based_Streng.

González-Badillo, J.J, and L. Sánchez-Medina. 2010. "Movement Velocity as a Measure of Loading Intensity in Resistance Training." *International Journal of Sports Medicine* 31(5):347-352. www.ncbi.nlm.nih.gov/pubmed/20180176.

Jidovtseff, B., Harris, N.K., Crielaard, J.M., and J.B. Cronin. 2011. "Using the Load–Velocity Relationship for 1RM Prediction. *Journal of Strength and Conditioning Research* 25(1):267-270. www.ncbi.nlm.nih.gov/pubmed/19966589.

Loturco, I., Kobal, R., Morales, J.E., Kitamura, K., Cal Abad, C.C., Pereira, L.A., and F.Y. Nakamura. 2017. "Predicting the Maximum Dynamic Strength in Bench Press: The High Precision of the Bar Velocity Approach. *Journal of Strength and Conditioning Research* 31(4):1127-1131.

Mann, J.B., Thyfault, J.P., Ivey, P.A., and S.P. Sayers. 2010. "The Effect of Autoregulatory Progressive Resistance Exercise vs. Linear Periodization on Strength Improvement in College Athletes." *Journal of Strength and Conditioning Research* 24(7):1718-23. www.ncbi.nlm.nih.gov/pubmed/20543732.

Mann, J.B. 2016. *Developing Explosive Athletes: Use of Velocity-Based Training in Training Athletes.* 1st ed. Self-published, CreateSpace.

NCAA. n.d. "Velocity Based Training." Health and Safety. Accessed May 9, 2017. www.ncaa.org/health-and-safety/sport-science-institute/velocity-based-training.

Ormsbee M.J., Carzoli, J., Klemp, A., Allman, B., Zourdos, M.C., Jeong-Su, K., and L. Panton. 2017. "Efficacy of the Repetitions in Reserve-Based Rating of Perceived Exertion for the Bench Press in Experienced and Novice Benchers. *Journal of Strength and Conditioning Research* 33(2):337-345. www.researchgate.net/publication/315195335_Efficacy_Of_The_Repetitions_In_Reserve-Based_Rating_Of_Perceived_Exertion_For_The_Bench_Press_In_Experienced_And_Novice_Benchers.

Plofker, C. n.d. "Velocity-Based Training Options for Strength." *Simplifaster* (blog). Accessed November 10, 2020. https://simplifaster.com/articles/velocity-based-training-options-strength/

Randell, A.D., Cronin, J.B., Keogh, J.W.L., Gill, N.D., and M.C. Pedersen. 2011. "Effect of Instantaneous Performance Feedback During 6 Weeks of Velocity-Based Resistance Training on Sport-Specific Performance Tests. *Journal of Strength and Conditioning Research* 25(1):87-93. www.ncbi.nlm.nih.gov/pubmed/21157389.

Science for Sport. "Velocity Based Training." Velocity Based Training. Last modified August 5, 2017. www.scienceforsport.com/velocity-based-training/.

Wulf, G. 2012. "Attentional Focus and Motor Learning: A Review of 15 Years. *International Review of Sport and Exercise Physiology* 6(1):77-104. https://doi.org/10.1080/1750984X.2012.723728.

Chapter 2

Baker, D. 2014. "An Intro to Velocity Based Training." *Push* (blog), *Train with Push.* February 14, 2014.

www.trainwithpush.com/blog/an-intro-to-velocity-based-training.

Crewther, B., Cronin, J., and J. Keogh. 2006. "Possible Stimuli for Strength and Power Adaptation: Acute Metabolic Responses. *Sports medicine (Auckland, N.Z.)* 36:65-78.

González-Badillo, J.J., and L. Sánchez-Medina. 2010. "Movement Velocity as a Measure of Loading Intensity in Resistance Training." *International Journal of Sports Medicine* 31:347-352.

González-Badillo, J.J., Marques, M.C., and L. Sánchez-Medina. 2011. "The Importance of Movement Velocity as a Measure to Control Resistance Training Intensity." *Journal of Human Kinetics* 29A:15-19.

Kraemer, W.J., and N.A. Ratamess. 2004. "Fundamentals of Resistance Training: Progression and Exercise Prescription." *Medicine & Science in Sports & Exercise* 36(4):674-688. https://doi.org/10.1249/01.mss.0000121945.36635.61.

Loturco, I., Nakamura, F.Y., Tricoli, V., Kobal, R., Abad, C.C.C., Kitamura, K., Ugrinowitsch, C., Gil, S., Pereira, L.A., and J.J. González-Badillo. 2015. "Determining the Optimum Power Load in Jump Squat Using the Mean Propulsive Velocity. *PLoS ONE* 10:(10):e0140102. https://doi.org/10.1371/journal.pone.0140102.

Sánchez-Medina, L., Perez, C.E., and J.J. González-Badillo. 2010. "Importance of the Propulsive Phase in Strength Assessment." *International Journal of Sports Medicine* 31:123-129. https://doi.org/10.1055/s-0029-1242815.

Walker, O. 2017. "Velocity Based Training." 2017. *Science for Sport* (blog). August 5, 2017. www.scienceforsport.com/velocity-based-training.

Chapter 3

Cronin, J.B., Hing, R.D., and P.J. McNair. 2004. "Reliability and Validity of a Linear Position Transducer for Measuring Jump Performance." *The Journal of Strength and Conditioning Research* 18(3):590-593. https://doi.org/10.1519/00124278-200408000-00035.

Donnelly, S. n.d. "Get Started With Your PUSH Band." Getting Started. Accessed November 5, 2020. https://intercom.help/pushcenter/en/articles/2865620-get-started-with-your-push-band.

Hansen, K.T., Cronin, J.B., and M.J. Newton. 2011. "The Reliability of Linear Position Transducer, Force Plate and Combined Measurement of Explosive Power-Time Variables During a Loaded Jump Squat in Elite Athletes." *Sports Biomechanics* 10(1):46-58. https://doi.org/10.1080/14763141.2010.547592.

Pareja-Blanco F., Rodríguez-Rosell, D., Sánchez-Medina, L., Sanchis-Moysi, J., Dorado, C., Mora-Custodio, R., Yáñez-García, J.M., et al. 2016. "Effects of Velocity Loss During Resistance Training on Athletic Performance, Strength Gains and Muscle Adaptations." *Scandinavian Journal of Medicine & Science in Sports* 27(7):724-735. https://doi.org/doi:10.1111/sms.12678.

Valle, C. n.d. "Getting Started with Velocity-Based Training and GymAware." *SimpliFaster* (blog). Accessed November 10, 2020. https://simplifaster.com/articles/velocity-based-training-gymaware/.

Chapter 4

Bowhay, S. 2020. "Implementing VBT in Professional Soccer." Filmed April 20, 2020. 1:13:13. www.youtube.com/watch?v=938n3hTEjng.

Mann, J.B. 2016. *Developing Explosive Athletes: Use of Velocity Based Training in Athletes*. 1st ed. Self-published, CreateSpace.

Sevin, T. n.d. "Strength Continuum in Resistance Training: Answering the 'Why.'" *SimpliFaster* (blog). Accessed November 10, 2020. https://simplifaster.com/articles/resistance-training-strength-continuum.

Valle, C. n.d. "Force-Velocity Profiling and Prescription With Athletes." *SimpliFaster* (blog). Accessed

November 10, 2020. https://simplifaster.com/articles/force-velocity-profiling.

Chapter 5

González-Badillo, J.J., and L. Sánchez-Medina. 2010. "Movement Velocity as a Measure of Loading Intensity in Resistance Training." *International Journal of Sports Medicine* 31:347-352.

Jidovtseff B., Quièvre J., Hanon C., and J.M. Crielaard. 2009 "Inertial Muscle Profiles Allow a More Accurate Training Loads Definition." *Sport & Science* 24(2), 91-96.

Izquierdo, M., González-Badillo, J.J., Häkkinen, K., Ibañez, J., Kraemer, W.J., Altadill, A., Eslava, J., and E.M. Gorostiaga. 2006. "Effect of Loading on Unintentional Lifting Velocity Declines During Single Sets of Repetitions to Failure During Upper and Lower Extremity Muscle Actions." *International Journal of Sports Medicine* 27:718-724. www.ncbi.nlm.nih.gov/pubmed/16944400.

Mann, J.B. 2016. *Developing Explosive Athletes: Use of Velocity-Based Training in Training Athletes*. 1st ed. Self-published, CreateSpace.

Science for Sport. "Velocity Based Training." Velocity Based Training. Last modified August 5, 2017. www.scienceforsport.com/velocity-based-training/.

Chapter 6

Baker, D. 2018. "Fatigue From Other Training and Its Effects Upon Velocity Scores." *Dan Baker Strength* (blog). January 16, 2018. www.danbakerstrength.com/blog/2018/1/16/fatigue-from-other-training-and-its-effects-upon-velocity-scores

Brooks, G.A., Fahey, T.D., and K.M. Baldwin. 2004. *Exercise Physiology: Human Bioenergetics and Its Applications, Fourth Edition*. New York, NY: McGraw-Hill Education.

Davis, J.M., and S.P. Bailey. 1997. "Possible Mechanisms of Central Nervous System Fatigue During Exercise." *Medicine & Science in Sports & Exercise* 29:45-57.

Flanagan, E.P., and M. Jovanovic. 2014. "Researched Applications of Velocity Based Strength Training." *Journal of Australian Strength & Conditioning* 22:58-69. www.researchgate.net/publication/265227430_Researched_Applications_of_Velocity_Based_Streng.

Folland, J.P., Irish, C.S., Roberts, J.C., Tarr, J.E., and D.A. Jones. 2002. "Fatigue Is not a Necessary Stimulus for Strength Gains During Resistance Training." *British Journal of Sports Medicine* 36: 370-74.

Francis, C. 2012. *The Charlie Francis Training System*. Amazon Digital Services, LLC. Kindle.

Gambetta, V. n.d. "Defining Supercompensation Training." *Human Kinetics* (blog). Accessed November 10, 2020.

https://us.humankinetics.com/blogs/excerpt/defining-supercompensation-training.

Jidovtseff, B., Harris, N.K., Crielaard, J.M., and J.B. Cronin. 2011. "Using the Load–Velocity Relationship for 1RM Prediction." *Journal of Strength and Conditioning Research* 25(1):267-270.

Juggernaut Training Systems. 2019. "The JuggLife | Velocity Based Training | Dr. Bryan Mann." Filmed October 29, 2019. 41:05. www.youtube.com/watch?v=i1cPTBQn_Vw.

Mann, J.B. 2016. *Developing Explosive Athletes: Use of Velocity Based Training in Athletes*. 1st ed. Self-published, CreateSpace.

Mann, J.B., Thyfault, J.P., Ivey, P.A., and S.P. Sayers. 2010. "The Effect of Autoregulatory Progressive Resistance Exercise vs. Linear Periodization on Strength Improvement in College Athletes." *Journal of Strength and Conditioning Research* 24:1718-1723. www.ncbi.nlm.nih.gov/pubmed/20543732.

Nevin, J, 2019. "Autoregulated Resistance Training: Does Velocity-Based Training Represent the Future?" *Strength and Conditioning Journal* 41:34-39. https://doi.org/10.1519/SSC.0000000000000471

Pareja-Blanco, F., Alcazar, J., Sánchez-Valdepeñas, Cornejo-Daza, P.J., Piqueras-Sanchiz, F., Mora-Vela, R., Sánchez-Moreno, M., Bachero-Mena, B., Ortega-Becerra, M., and L.M. Alegre. 2020. "Velocity Loss as a Critical Variable Determining the Adaptations to Strength Training." *Medicine & Science in Sports & Exercise* 52:1752-1762. https://doi.org/10.1249/MSS.0000000000002295.

Pareja-Blanco, F., Rodríguez-Rosell, D., Sánchez-Medina, L., Sanchis-Moysi, J., Dorado, C., Mora-Custodio, R., Yáñez-García, J.M., et al. 2016 "Effects of Velocity Loss During Resistance Training on Athletic Performance, Strength Gains and Muscle Adaptations." *Scandinavian Journal of Medicine & Science in Sports* 27:724-735.

Sánchez-Medina, L., and J.J. González-Badillo. 2011. "Velocity Loss as an Indicator of Neuromuscular Fatigue During Resistance Training." *Medicine & Science in Sports & Exercise* 43:1725-1734. https://doi.org/10.1249/MSS.0b013e318213f880.

Selye, H. 1956. *The Stress of Life*. New York: McGraw-Hill Book Company, Inc.

Verkoshansky, Y.V. 1989. *Fundamentals of Special Strength Training in Sports*. Livonia, Michigan: Sportivny Press.

Chapter 7

Bompa, T., and Buzzichelli, C. 2015. *Periodization Training for Sports*. 3rd ed. Champaign, IL: Human Kinetics.

Haff, G., and N. Triplett, eds. 2016. *Essentials of Strength Training and Conditioning, Fourth Edition*. Champaign, IL: Human Kinetics.

Haff, G., and E. Haff. 2012. "Training Integration and Periodization." In *NSCA's Guide to Program Design*, edited by J. Hoffman, 209-254. Champaign, IL: Human Kinetics.

Perch. n.d. "Periodization and Programming With VBT." *Perch* (blog). Accessed November 10, 2020. www.perch.fit/blog/periodization-and-programming-with-vbt/.

Poliquin, C. 1988. "Five Steps to Increasing the Effectiveness of Your Strength Training Program". *National Strength and Conditioning Association Journal* 10:34-39.

Signore, N. April, 2018. "A Guide to Training Strength and Power With Velocity-Based Training." Webinar.

Chapter 8

Bompa, T., and Buzzichelli, C. 2015. *Periodization Training for Sports*. 3rd ed. Champaign, IL: Human Kinetics.

Bondarchuk, A.P. 2014. *The Olympian Manual for Strength & Size: Blue Print From the World's Greatest Coach*. Muskegon, MI: Ultimate Athlete Concepts.

Haff, G., and N. Triplett, eds. 2016. *Essentials of Strength Training and Conditioning, Fourth Edition*. Champaign, IL: Human Kinetics.

Signore, N. April 2018. "A Guide to Training Strength and Power With Velocity-Based Training." Webinar.

Knobloch K. 2007. "Eccentric Rehabilitation Exercise Increases Peritendinous Type I Collagen Synthesis in Humans With Achilles Tendinosis." *Scandinavian Journal Of Medicine & Science in Sports, 17*(3), 298–299. https://doi.org/10.1111/j.1600-0838.2007.00652.x

Chapter 9

Bompa, T., and Buzzichelli, C. 2015. *Periodization Training for Sports*. 3rd ed. Champaign, IL: Human Kinetics.

Haff, G., and N. Triplett, eds. 2016. *Essentials of Strength Training and Conditioning, Fourth Edition*. Champaign, IL: Human Kinetics.

Howard, J.D., Ritchie, M.R., Gater, D.A., Gater, D.R., and R.M. Enoka. 1985. "Determining Factors of

Strength: Physiological Foundations." *National Strength and Conditioning Journal* 7:16-21.

Signore, N. "A Guide to Training Strength and Power With Velocity-Based Training." Webinar.

Chapter 10

Bompa, T., and Buzzichelli, C. 2015. *Periodization Training for Sports*. 3rd ed. Champaign, IL: Human Kinetics.

Bondarchuk, A.P. 2014 *The Olympian Manual for Strength & Size: Blue Print From the World's Greatest Coach*. Muskegon, MI: Ultimate Athlete Concepts.

Haff, G., and N. Triplett, eds. 2016. *Essentials of Strength Training and Conditioning, Fourth Edition*. Champaign, IL: Human Kinetics.

Mann, J.B. 2016. *Developing Explosive Athletes: Use of Velocity-Based Training in Training Athletes*. 1st ed. Self-published, CreateSpace.

Pareja-Blanco F., Rodríguez-Rosell, D., Sánchez-Medina, L., Sanchis-Moysi, J., Dorado, C., Mora-Custodio, R., Yáñez-García, J.M., et al. 2016. "Effects of Velocity Loss During Resistance Training on Athletic Performance, Strength Gains and Muscle Adaptations." *Scandinavian Journal of Medicine & Science in Sports* 27(7):724-735. https://doi.org/doi:10.1111/sms.12678.

Signore, N. April, 2018. "A Guide to Training Strength and Power With Velocity-Based Training." Webinar.

Simmons, L. 2007. *The Westside Barbell Book of Methods*. Columbus, OH: Westside Barbell.

Chapter 11

Bompa, T., and Buzzichelli, C. 2015. *Periodization Training for Sports*. 3rd ed. Champaign, IL: Human Kinetics.

Haff, G., and Triplett, N., eds. 2016. *Essentials of Strength Training and Conditioning*. 4th ed. Champaign, IL: Human Kinetics.

Issurin, V. 2008. *Block Periodization: Breakthrough in Sport Training*. Muskegon, MI: Ultimate Athlete Concepts.

Winkelman, N. 2012. "Athlete Profiling: Choosing a Periodization System to Maximize Individual Performance." Filmed July 11-14, 2012. 1:10:17. www.youtube.com/watch?v=jIGebkccLkc.

저자에 관하여

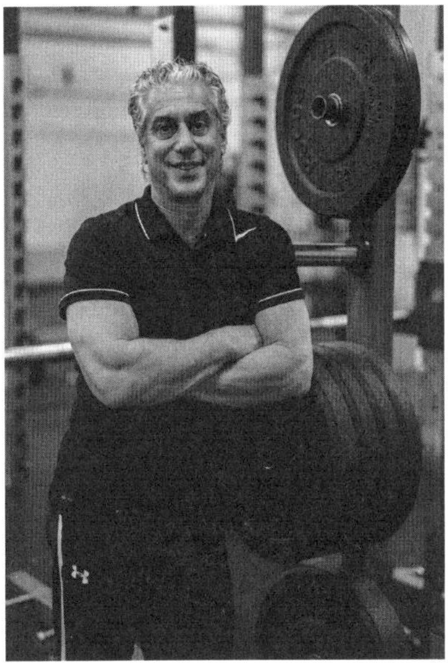

눈지오 시뇨레는 공인된 스트렝스 및 컨디셔닝 코치이면서 Rockland Peak Performance(RPP)의 소유주이자 운영자이다. 그는 또한 미국야구생체공학협회(ABBS)의 회원이자 뉴저지에 있는 피칭 랩의 이사이다. 지난 10년 동안 그는 미네소타 트윈스, 애너하임 에인절스, 뉴욕 양키스, 뉴욕 메츠, 애리조나 다이아몬드백스, 시애틀 매리너스의 선수들을 훈련시키며 뉴욕과 뉴저지 지역에서 가장 수요가 많은 스트렝스 및 컨디셔닝 코치 중 한 명이었다. 그는《Inside Pitch Magazine》과 같은 출판물에 기사를 썼고 매년 Pitch-a-Palooza, Bridge the Gap, NY Coaches Convention, Be Best 및 Inside Baseball Coaches Conventions와 같은 야구 클리닉에서 강연한다.

또한 Thomas Aquinas 대학에서 겸임교수를 역임하면서. 스트렝스와 컨디셔닝의 이론과 적용을 가르쳤다. 또한 스프링필드 칼리지, SUNY 코트랜드, 펜 스테이트의 강사이며 웨이크 포레스트 피칭 랩에 소속되어 있다.

역자에 관하여

대표 역자 백형진

- 동국대 산학협력단 겸임교수
- 대한예방운동협회 협회장
- 차의과학대학교 의학(통합의학) 박사

역자(가나다순)

고석현

- 차의과학대학교 통합의학박사 수료
- 육체발전소 트레이닝 센터 대표
- CPT- ACSM, NSCA, NASM / FMS, TPI

고준영

- 경희대학교 체육대학원 스포츠의과학 석사
- 前 쇼트트랙, 스피드스케이팅 종목 의무, 체력 트레이너
- 現 엠에스피지컬 트레이닝 코치

구자혁

- 경희대학교 스포츠의학과 졸업
- 現 NSCA Korea - FCL 강사, CSCS
- 現 아인스하나 퍼포먼스 센터 S&C 트레이너

김근국

- 現 NFPT Korea 이사
- 前 ACSM Korea - 이사
- 前 NSCA Korea - CPT 강사

김성수

- 바운드짐 대표
- 바비필라테스 대표
- 경희대학교 스포츠지도학과 보디빌딩 전공

김주영

- 現 건국대학교 글로컬캠퍼스 자연과학계열 조교수
- 前 카이스트 인문사회과학부 대우교수
- 前 경북대학교 의과대학 임상오믹스연구소 박사후연구원

박원일

- 중앙대학교 산학협력단 전임연구원
- 現 중앙대학교 학교체육연구소 전임연구원
- 現 건국대학교 일반대학원 스포츠의학과 강사

서민섭

- 경희대학교 스포츠의학 전공
- NSCA - CSCS
- 現 엠에스피지컬 대표

안도혁

- 고려대학교 스포츠의학 석사
- 사) 국제스포cm 퍼포먼스 랩_ISPL 협회장
- 파워풀엑스 PM / 기업부설연구소 선임연구원

양지혜

- 국민대학교 평생교육원 외래교수
- KBS스포츠예술과학원 외래교수
- 차의과학대학교 의학(통합의학) 박사과정

양홍석

- 차의과학대학교 통합의학대학원 자세체형교정 전공
- W GYM / W 필라테스& PT 대표
- 짐볼필라테스 교과서 대표저자 외 다수 공저

윤길중

- 대한예방운동협회 연구원
- 프리햅 예방운동전문가
- 척추 측만증 분석 공동역자외 다수

조요셉

- 차의과학대학교 스포츠의학 학사
- 現 무브라이프짐 트레이너
- STC advance,SSL lv1,BCT,KCA WL

한상민

- 세종대학교 체육학 박사
- 現 무브라이프짐 대표
- 現 대한운동사협회 이사

홍광석

- 중앙대학교 체육교육과 교수
- 現 세계바이오융합스포츠공학회 운영위원
- 現 한국운동생리학회 이사

VELOCITY-BASED TRAINING

속도 기반 트레이닝

Velocity Based Training

1판 1쇄 펴냄: 2022년 4월 8일

지은이: 눈지오 시뇨레
옮긴이: 고석현, 고준영, 구자혁, 김근국, 김성수, 김주영, 박원일, 백형진,
서민섭, 안도혁, 양지혜, 양홍석, 윤길중, 조요셉, 한상민, 홍광석
펴낸이: 권오현
펴낸곳: 대성의학사

출판등록 2009년 6월 22일(제301-2013-095호)
서울특별시 중구 을지로 126-1 (을지로3가, 3층)
전화 02)2279-3444 / 팩스 02)2285-0108
Homepage www.medibook.co.kr

값 25,000원

ISBN 979-11-90868-21-1(13690)